Sandra Rau

Migräne – Und RAUS bist du!

verlag mainz
2020

Sandra Rau

Migräne

Und raus bist du!

m

Impressum

1. Auflage 2020

Printed in Germany

Gestaltung, Druck und Vertrieb:
Druck- & Verlagshaus Mainz
Süsterfeldstraße 83
52072 Aachen

www.verlag-mainz.de

Illustrationen: Sandra Rau

ISBN-10: 3-86317-042-3
ISBN-13: 978-3-86317-042-4

Inhalt

Vorwort

Es kommt nicht häufig vor, dass sich eine Patientin so intensiv mit ihrer Krankheit beschäftigt und auseinandersetzt, wie es Frau Rau macht.

Der lange Leidensweg und die vielen frustrierenden Therapieversuche veranlassten sie, alles schriftlich festzuhalten. Sie will damit anderen Betroffenen einen Leitfaden an die Hand geben, der diese vor ähnlichen Fehlversuchen in der Therapie bewahren soll.

Ich wünsche der Autorin alles Gute! Möge ihr Ratgeber vielen Migränepatienten/-innen eine wertvolle Stütze und Hilfe im Umgang mit der Erkrankung sein!

Dr. med. Frank-Roland Kurfiss, Juni 2019

Einleitung

Seit nunmehr über vierzig Jahren beschreite ich einen steinigen und mühevollen Stolperpfad: seit dem Kindesalter leide ich an extrem starken Kopfschmerzen mit vielen Begleiterscheinungen wie Übelkeit, Erbrechen, Sprach-, Empfindungs- und Sehstörungen.

Die Diagnose lautet: Migräne mit Aura.

Die vielen sich mir dargebotenen Weggabelungen führten oft auf Irrwege, schier endlos erscheinende Routen oder gar in Sackgassen.

Allerdings haben auch so manche hoffnungsvolle Wegweiser, kraftspendende Verweilorte und wertvolle Zwischenetappen meinen Weg bereichert.

Deswegen habe ich die vielen wohltuenden Stationen, persönlichen Erfahrungen und Verschnaufpausen zu einer neuen angenehmen Route miteinander verknüpft: möge Ihr Weg ganz und gar ohne Stolpersteine verlaufen und mögen Sie dadurch Ihr eigener Migränespezialist[1] werden!
Sandra Rau, August 2019

»Bedenke: Ein Stück des Weges liegt hinter dir,
ein anderes Stück hast du noch vor dir.
Wenn du verweilst,
dann nur um dich zu stärken,
aber nicht um aufzugeben«.
Augustinus von Hippo (354 n. Chr. – 430 n. Chr.)

---

1 Zur besseren Lesbarkeit wird auf die stetige Verwendung der weiblichen Form bzw. der Schreibweise des sogenannten »Gender_Gap« verzichtet. Dass jeweils Frauen und Männer gemeint sind, ist selbstverständlich.

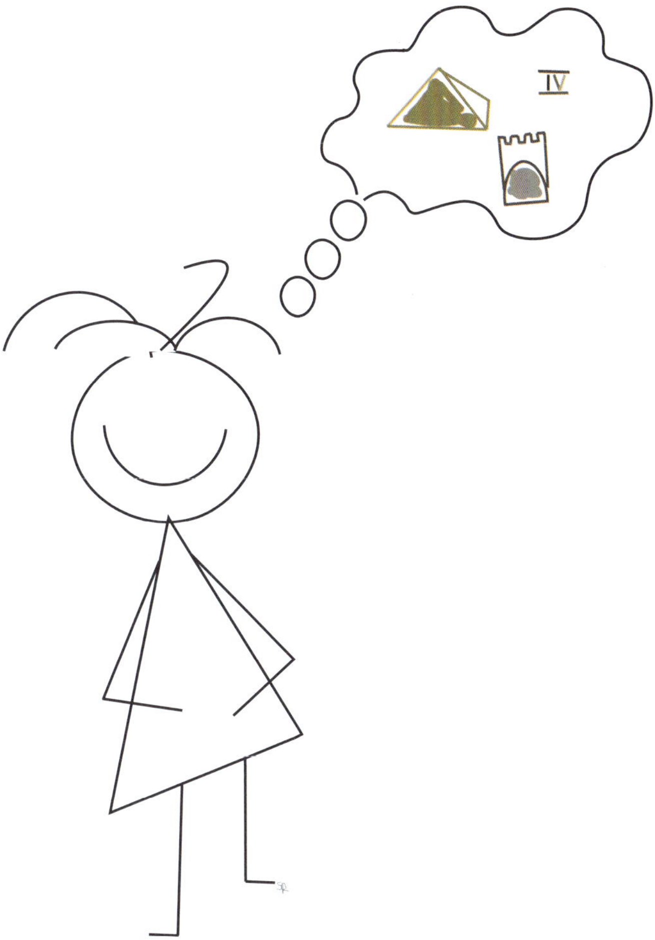

Exkurs in die Geschichte der Kopfschmerzen

Sie fragen sich, warum nun einen Exkurs in die Geschichte der Kopfschmerzen? Sind wir nicht schon geplagt genug und freuen uns einfach nur, wenn wir eine migränefreie Zeit haben, oder wir eine Migräne mit den uns zur Verfügung stehenden Mitteln überwinden können? Warum sich also auch noch eingehender mit der Geschichte dahinter beschäftigen? Ich wollte einfach herausfinden, wie lange uns Menschen diese Form der Erkrankung schon plagt und welche Methoden man in vergangenen Zeiten angewandt hat, um sie zu behandeln. Vielleicht können wir dann den Blickwinkel diesbezüglich verändern, wohlwissentlich: früher war eben nicht alles besser.

Bereits unsere Vorfahren litten unter starken Kopfschmerzen. Die ältesten Beschreibungen über Migräne/Kopfschmerzen reichen bis ins sechste Jahrtausend v. Chr. zurück.[2] Man glaubte, dass die Kopfschmerzen durch böse Geister und Wesen verursacht wurden, die sich direkt in den Kopf eingenistet haben, so ist es in babylonischen, sumerischen und assyrischen Schriften aufgeführt. Gängige Behandlungsmethoden waren Geisterbeschwörungen oder -beschwichtigungen durch Opfergaben und Gebete. Als Therapie wurde ein Loch in den Kopf gebohrt, damit der böse Geist entweichen konnte. Ein ägyptischer Papyrus aus dem Jahr 1200 v. Chr. zeigt einen Migräne-Anfall mit einseitigem Kopfschmerz, Sehstörungen, Licht- und Geräuschempfindlichkeit. Um Linderung herbeizuführen, betete man den Gott Horos an, der wohl ebenfalls an einseitigem Kopfschmerz litt. Auch wurde die empfohlene Therapie ebenfalls bildlich dargestellt: man möge ein Krokodil mit Getreide im Maul, mit einem mit Gottheiten beschrifteten Leinen, dem Leidenden auf den Kopf binden.[3]

Der Ägyptologe und Historiker Georg Ebers (1837–1898) fand auf einem von ihm entdeckten und nach ihm benann-

2 www.migraeneliga.de/migraene-historisch/; abgerufen am 22.05.2019.

3 www.lifeline.de/themenspecial/migraene/; abgerufen am 22.06.2015.

ten Papyrus (Papyrus Ebers, ca. 1200 v. Chr.) folgende Therapieempfehlung: »den Schädel vom nar-Fisch in Oel erwärmen und 4 Tage damit den Kopf einschmieren.«[4]

Etwa 600 Jahre v. Chr. gelangte man zu der Erkenntnis, dass die Kopfschmerzen möglicherweise eine natürliche Ursache haben könnten. Die Behandlungsmethoden wechselten zu Tinkturen, Räucherungen, Heilkräutern, Meditationen und einfachen chirurgischen Eingriffen. Allerdings waren die angewandten Methoden oft wirkungslos und teilweise schädlicher als die zuvor praktizierten Zaubersprüche.

Etwa 500/400 Jahre v. Chr. stellte der griechische Arzt Hippokrates fest, dass Kopfschmerzen durch giftige Dämpfe im Körper ausgelöst werden – als Therapie setzte er Blutegel und Schädelöffnungen ein.

160 bis 100 Jahre v. Chr. gab der römische Arzt Galen den Kopfschmerzen einen Namen: er nannte sie »Hemicrania«, was halbköpfig/Kopfhälfte bedeutet. Aus dem Begriff ist die Bezeichnung »Migräne« entstanden. Auf Italienisch heißt Migräne »emicrania«.

Das Heidekraut – ein altes Heilmittel
Dieser Tee hilft gegen Schlaflosigkeit:
1 EL Heideblüten mit 250 ml abgekochten Wasser aufgießen, 5 Minuten ziehen lassen, absieben, ggf. mit etwas Honig süßen und 30 Minuten vor dem Schlafengehen trinken.

Auf anderen Kontinenten und bei anderen Kulturen wurden bei Kopfschmerzen ebenfalls außergewöhnliche Heilungsmethoden angewandt. So wurde bei den Inka-Indianern in Südamerika zur Linderung von Kopfschmerzen Kokain verabreicht. Hierzu wurde dem Patienten eine Furche in den Kopf geschnitten in die der Koka-Saft eingeträufelt wurde.

4 Franz B.M. Ensink/ Dieter Soyka (Hrsg.), Migräne: Aktuelle Aspekte eines altbekannten Leidens, Springer 1994.

Im Lorscher Arzneibuch aus dem 9. Jahrhundert sind verschiedene Heilmethoden gegen Kopfschmerzen aufgeführt wie zum Beispiel: »Frische Minze und Ladanum reibt man mit Essig und streicht es auf die Stirn: es heilt wunderbar!« … »Eine Salbe gegen Kopfschmerzen: Mit Essig geriebene Aloe streicht man auf die Stirn.« Oder »Desgleichen: Man löst Kügelchen von Geißenmist in Essig auf und bestreicht damit die Stirn.« Auch dieses Rezept ist dort zu finden unter Curationes (Lorscher Arzneibuch): »Gegen halbseitigen Kopfschmerz und Schmerz in den Schläfen Hirschhornasche mit Essig und Rosenöl gemischt und auf die Stirn gelegt lindert hervorragend die Beschwerden.«[5]

Im Mittelalter setzten italienische Mönche[6] mit Essig und Opium getränkte Tücher als Kopfumschläge gegen die Schmerzen ein. Ebenso versuchte man mit Aderlassen und Blutreinigungen die Kopfschmerzen zu behandeln.

Im 17. Jahrhundert gelang Thomas Willis zu der Erkenntnis, dass Kopfschmerzen durch eine Anschwellung der Blutgefäße verursacht werden. Hiermit wurde der Grundstein für viele noch folgende Medikamentenentwicklungen geschaffen.

Etwa ab dem 19. Jahrhundert wurden dann pharmakologische Mittel, die zum Beispiel aus Kräutern und anderen natürlichen Stoffen extrahiert wurden, zur Behandlung der Migräneschmerzen eingesetzt. Auch wurde erstmals über Nahrungsmittel (Schokolade) als mögliche Auslöser berichtet ebenso auch als mögliche lindernde Mittel (Kaffee) bei Migräne. Eine Migränetherapie mit Mutterkornextrakt wurde Ende des 19. Jahrhunderts durchgeführt, geriet dann aber zunächst wieder in Vergessenheit. Erst 1928 fand das Mutterkornalkaloid wieder den Einsatz in der Migränetherapie. Bis 1993 waren die Mutterkornalkaloide die einzigen Medikamente zur Behandlung schwerer Migräneattacken, erst danach wurde der Wirkstoff Sumatriptan als erster Vertreter der Triptane eingeführt.

Ich habe mich schon immer gefragt, wie wohl die Häufigkeit der Migräneerkrankung bei der Erdbevölkerung verteilt ist.

5 urn:nbn:de:bvb:22-dtl-0000018117; abgerufen am 28.07.2015.
6 www.gegen-kopfschmerzen.org; abgerufen am 22.07.2015.

Haben wir Europäer öfters Migräne als Menschen, die südlich des Äquators leben? Bei meinen Recherchen habe ich herausgefunden, dass es möglicherweise tatsächlich auf der südlichen Erdhalbkugel weniger Migräneerkrankte als auf der nördlichen Erdhalbkugel gibt. Wissenschaftler und Evolutionsgenetiker machen dafür eine Genvariante verantwortlich. Als unsere Vorfahren sich in nördlicheren und kälteren Regionen niederließen und in diesem Zuge Europa und Nordasien bevölkerten, half eine Genvariante, sich an die dort herrschenden Wetterbedingungen anzupassen. Diese Erbvariante wird aber auch in Verbindung mit der Migräneerkrankung gebracht: sie ist unter anderem die Ursache für die Migräneanfälligkeit von Europäern. Die Genvariante rs10166942 ist bei Menschen in nördlicheren Breitengraden und kälterem Klima stärker verbreitet. Und nur fünf Prozent der Menschen mit nigerianischen Vorfahren verfügen über diese Variante rs10166942. Wie häufig heute Migräne in bestimmten Regionen der Erde also verstärkt auftaucht, wird unter anderem durch die Anpassung unserer Vorfahren an kalte Temperaturen beeinflusst.[7]

Der kurze Blick in die Geschichte der Kopfschmerzen zeigt, wie lange, nämlich Jahrtausende, es bereits die Erkrankung »Kopfschmerzen« bei den Menschen gibt, und dass man schon damals bemüht war, mit welchen Mitteln auch immer, die Menschen von den schlimmen Schmerzen zu erlösen. Fortwährend gibt es eine Weiterentwicklung in den Heilmethoden, so dass Migräniker heute auf ganz spezielle Wirkstoffe und Medikamente zurückgreifen können. Mediziner und Wissenschaftler erzielen weiterhin neue Erkenntnisse in der Migräneforschung und entwickeln Medikamente mit noch spezifischeren Wirkmechanismen.

Und übrigens litten auch diese Prominente möglicherweise an Migräne: Julius Cäsar, Napoleon Bonaparte, Vincent van Gogh, Claude Monet, Lewis Caroll, Wilhelm Busch, Charles Darwin, Sigmund Freud, Alfred Nobel und Friedrich Nietzsche.

---

7 www.aerztezeitung.de/medizin/krankheiten/schmerz/kopfschmerzen; abgerufen am 06.08.2019.

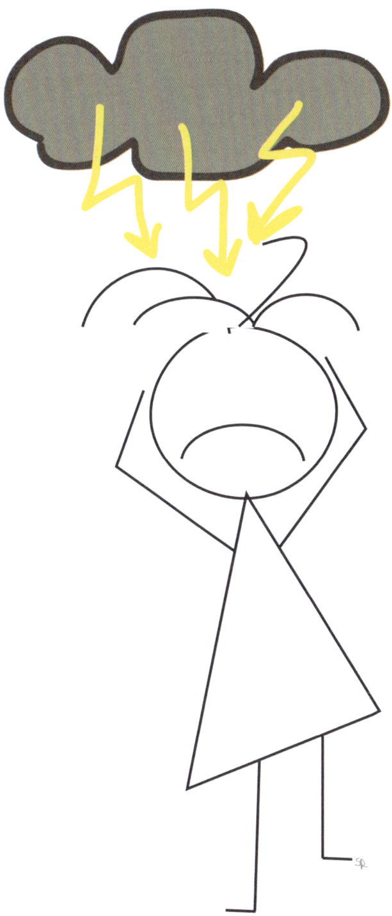

MIGRÄNE

Es ist 4.02 Uhr – der Wecker klingelt: ich wache mit schneidend, hämmernd-starken Kopfschmerzen auf, mir ist übel, der Kopf schmerzt extrem, als wolle er gleich platzen. Ich kann diesen Schmerz nicht in Worte fassen. Ich habe heute Migräne. Ich kann kaum ins Badezimmer gehen, möchte mich schließlich für den Arbeitstag fertig machen: ich kann nicht schon wieder fehlen, schießt es mir durch den Kopf. Ich schaue in den Spiegel: ein kreideweißes Häufchen Elend schaut mich schmerzverzerrt und fragend an: wie soll ich den 8-Stunden-Tag überstehen? Was kann ich einnehmen, damit ich irgendwie funktioniere? Wie soll ich die Zugfahrt meistern? Ich kann vor Schmerzen und Übelkeit kaum stehen. Ich habe LUST zur Arbeit zu gehen, sie bereitet mir Freude, ich möchte so gerne hingehen. Aber ich schaffe es (mal wieder) nicht. Als ich anrufe und mich krank melde, habe ich Sprachstörungen: Mein Kopf hat die Buchstaben aneinandergereiht, die Worte längst gebildet, nur mein Mund weigert sich, sie richtig auszusprechen: ich drücke irgendwie ein paar lallende Worte heraus. Und mal wieder bin ich RAUS.

Ich habe schon als Kind an »Kopfschmerzen« gelitten: meistens ging dem eine starke Übelkeit voraus, ich konnte oft nicht richtig gehen und das Konzentrieren in der Ganztagsschule fiel mir außerordentlich schwer. Wenn es fast unerträglich wurde, bekam ich eine halbe Schmerztablette, die ersehnte komplette Schmerzfreiheit blieb aus. Die »Kopfschmerzen« manifestierten sich teilweise über Tage und verschwanden dann irgendwann – danach war ich wie gerädert und erschöpft. Meine Augen wurden untersucht – vielleicht ist das der Grund weswegen ich so starke Kopfschmerzen habe. Die Brille kam – die Schmerzen blieben.

In der Pubertät wurde es schlimmer. Die wiederkehrenden Kopfschmerzen waren kaum auszuhalten. Aus einer halben Schmerztablette wurde eine ganze – ohne Erfolg. Auch die vielen Arztbesuche halfen nicht weiter. Nach dem

Abitur kam meine Experimentierphase: ich nahm zahlreiche, verschiedene Kopfschmerztabletten; die Schmerzen blieben, dumpf, wie durch Watte wahrgenommen. Und nach kurzer Zeit waren sie wieder da: schneidend-klar, extrem stark und sehr präsent.

Um den Schmerzen weiter auf den Grund zu gehen, wurde ein EEG (Elektroenzephalogramm) gemacht – ein paar Auffälligkeiten gab es wohl, aber ohne wirklich genaue Informationen dazu, wurde ich wieder nach Hause geschickt. Der Kopfschmerz blieb. Die willkürliche Einnahme verschiedenster Schmerzmittel praktizierte ich weiter.

Damals in der Schulzeit, bedingt durch die Ganztagsschule und den geregelten Tagesablauf waren die Freizeitmöglichkeiten eingeschränkt, in Studium und Ausbildung aber war das anders: ich musste viele Termine in der Kopfschmerzzeit, auf die ich mich so sehr gefreut hatte, absagen oder verschieben, oder aber ich versuchte irgendwie daran teilzuhaben. Übrigens: im Ausreden finden war ich großartig – ich wollte nie wegen »Kopfschmerzen« absagen.

Im Berufsleben: die Kopfschmerzen waren phasenweise so extrem schlimm und langanhaltend. Ich hatte oft bereits in der Nacht Schmerzen, morgens beim Aufwachen fragte ich mich, wie ich den Tag überhaupt schaffen soll. Meistens ging ich dann mit diesen extremen Schmerzen zur Arbeit, schaffte es irgendwie, dass nur wenige, sehr aufmerksam-sensible Menschen, mir anmerkten, dass etwas mit mir nicht stimmte. Ich konnte gut die Fassade wahren. Wenn die Schmerzen mich an den Rand des Zusammenbruchs brachten, verschwand ich für ein paar Minuten auf die Toilette und setze mich auf den Boden, um Kraft zu tanken für die nächste Stunde und so weiter. Ich nahm alle möglichen Schmerzmittel – und das half irgendwie über den Tag.

Irgendwann las ich etwas über Triptane, die es freiverkäuflich in der Apotheke geben sollte. »Das wird die Lösung sein« – dachte ich. Es war enttäuschend. Das Triptan half mir nicht. Zwischenzeitlich hatte ich auch schon einige Termine bei verschiedenen Neurologen: welch eine Zeitverschwendung und Niederlage. »Ach so starke Kopfschmerzen? So lang?? Mmmhh, ja nehmen sie mal die Schmerztabletten weiter, vielleicht etwas höher dosiert.« »Sie haben wirklich so starke Schmerzen? Ach auch Übelkeit und Sprachstörungen?« Irgendwie konnte niemand der aufgesuchten Ärzte mich adäquat therapieren und schon gar nicht mit meinen Kopfschmerzen, die rund 72 Stunden anhalten können.

Dann gab es einen Hausarztwechsel. Mein neuer Hausarzt hat aufgrund der Berichte der Neurologen, der vielen Schilderungen meinerseits und seinen fundierten Kenntnissen und Recherchen, die mögliche Diagnose Migräne mit Aura überprüft, bestätigt und erstellt. Aufgrund der extrem starken Migräne mit Aura (mit starken Sprachstörungen) und mit teilweise 198 Stunden Migräneschmerzen im Monat und schlussendlich bei einem neueren EEG festgestellten größeren Läsionen im Gehirn, kam ich unverzüglich in eine Schmerzklinik. Hier bekam ich zum ersten Mal nach fast vierzig Jahren kompetente Hilfe! Ich war auf einmal nicht mehr alleine mit dieser Erkrankung und ich wurde von Ärzten verstanden und viel wichtiger noch: ernst genommen.

In der dortigen Migränegruppe musste ich losheulen: Vierzig Jahre ankämpfen gegen Schmerzen, gegen Menschen, die einem »Blaumachen« unterstellen, gegen Verzweiflung, die einen an den Rande des Wahnsinns treibt, gegen Hoffnungslosigkeit, gegen die Ohnmacht, gegen Wut und Enttäuschung, weil man so oft nicht genießen/sich freuen/teilhaben konnte. Und hier bekomme ich Verständnis, die richtige medizinische Betreuung und vor allem Zuversicht.

Ich werde lückenlos über die Erkrankung aufgeklärt: ich bekomme jede Menge Fachwissen und Tipps mit auf den Weg. Mir werden vorbeugende Maßnahmen aufgezeigt, ich werde medikamentös eingestellt und mir werden für meine Migräneerkrankung die richtigen und wirksamen Medikamente verschrieben und ein Notfallplan für den Eintritt eines status migränosus, den ich schon so oft durchmachen musste, erstellt. Seither ist mein Hausarzt über sämtliche

Therapien in Kenntnis gesetzt und mein erster Ansprechpartner, wenn die Migräne wieder zuschlägt.

Ich möchte meine Erfahrungen und mein Wissen über die Migräne an Sie weitergeben, damit Sie in erster Linie sich selber helfen können, Mut fassen, aber auch in Ihrem sozialen Umfeld die möglichen Missverständnisse zur Migräne auf- und erklären können.

Fakten zur Migräne

Weltweit leiden laut Angaben der WHO weit mehr als 300 Millionen Menschen an täglichen oder fast täglichen Migräneattacken. In Deutschland gibt es etwa acht Millionen Betroffene. Migräne ist eine sehr verbreitete neurologische Erkrankung und lässt sich nur bedingt medikamentös behandeln. Eine große Rolle beim Auftreten der Migräne spielen das Alter und das Geschlecht.

Frauen sind häufiger betroffen als Männer, was Migräne aber nicht zu einer reinen Frauenkrankheit macht. Frauen verbinden Erlebnisse schneller mit emotionalen Empfindungen, weil ihr Nervensystem aktiver ist als das der Männer.[8]

Migräneerkrankte werden im Gesundheitssystem nicht richtig gelistet, nur lückenhaft diagnostiziert und gegen ihr Leiden oft nicht adäquat behandelt. Das habe ich selber über viele Jahre erlebt. Die existierenden Behandlungsleitlinien werden nur zu circa 55 Prozent beachtet und umgesetzt.[9] Ebenfalls nicht ganz unerheblich sind die finanziellen Auswirkungen im Milliarden-Euro-Bereich weltweit, die aufgrund reduzierter Produktivität entstehen.[10] Die weltweit größte Studie »My Migraine Voice« von Novartis und der

8 www.schmerzklinik.de/service-fuer-patienten/, abgerufen am 05.12.2019.

9 www.schmerzklinik.de/, abgerufen am 25.6.2019.

10 www.schmerzklinik.de/atlas-migraene-und-kopfschmerzen-in-der-welt/; abgerufen am 25.06.2019.

European Migraine and Headache Alliance[11], an der mehr als 11.000 Menschen aus 31 Ländern teilgenommen haben, hat ergeben, dass 60 Prozent der Beschäftigten mit schwerer Migräne durchschnittlich eine Woche Arbeit pro Monat verpassen.

Bei der Entstehung der Migräne spielen Erbfaktoren eine große Rolle. Aufgrund der Häufigkeit der Migräne ist es nicht verwunderlich, dass in manchen Familien mehrere Personen an Migräne leiden. In meiner Familie sind wir zu dritt.

Leider ist der Begriff »Migräne« immer noch mit Vorurteilen behaftet: bei Frauen ist Migräne assoziiert mit »keine Lust auf Sex«, und wenn sich jemand wegen Migräne krankmeldet, wird das gleichgesetzt mit »der hat heute nur keine Lust zur Arbeit zu kommen«. Dabei ist Migräne einer der drei häufigsten Gründe für ein Leben mit Einschränkungen. Die Lebensqualität ist durch die immer wiederkehrenden Attacken sehr beeinträchtigt.

Migräne ist facettenreich; bei manchen schlägt sie nur ein paar Mal im Jahr zu, bei manchen mehrmals im Monat. Ich habe in manchen Monaten über 190 Stunden Migräne. Bei einigen wirken frei verkäufliche Schmerzmittel, bei anderen helfen selbst die sich nun auf dem Markt befindlichen Migränetherapeutika nicht, etwa wegen der starken Nebenwirkungen oder weil zusätzlich Herz-/Kreislaufprobleme bestehen.

Migräne beeinträchtigt stark: Betroffene werden zu Beginn einer Migräneattacke beispielsweise von Gleichgewichtsstörungen, Sprach- und Sprechstörungen oder Lärm- und Lichtempfindlichkeit heimgesucht. Dann etablieren sich immense Schmerzen, die oft tagelang anhalten und sich anfühlen, als ob der Kopf platzen würde. Man ist zu nichts mehr in der Lage, jede kleinste Bewegung verstärkt die Schmerzen ins Unerträgliche. Die Vorhaben, Termine, Einladungen – alles muss gestrichen werden – mal wieder … Das Belastende ist außerdem, dass man durch einen unverhofften Anfall, das eigene Leben plane-

11 www.novartis.com/news/media-releases/; abgerufen am 03.07.2019.

risch überhaupt nicht sicher gestalten kann. Man weiß ja nicht, wann die nächste Attacke einen wieder komplett aus der Bahn wirft.

Für Nicht-Migräneerkrankte ist dies schwer nachvollziehbar – man sieht sie einem auch nicht unbedingt an, die Migräne. Sicher wäre es offensichtlicher, wenn man mit einem Verband am Kopf herumlaufen würde.

Wissenschaftler haben herausgefunden, dass Migränepatienten eine systematische Veränderung im Erbgut aufweisen. Auf Chromosom 1 entdeckten sie Hinweise auf eine genetische Veranlagung. Durch Genveränderungen wird die Erregbarkeit der Nervenzellen gestört. Dadurch und bei zu schneller oder langandauernder Überlastung kann die Energieversorgung der Nervenzellen zusammenbrechen und die Steuerung der Nervenfunktionen schlägt fehl. Schmerzauslösende Botenstoffe werden ungehindert freigesetzt und verursachen die extremen Migräneschmerzen.

Bei Migränepatienten werden die ankommenden Reize im Gehirn anders verarbeitet: ihr Nervensystem steht ständig unter Hochspannung, Reize werden früher im Gehirn aufgenommen und schneller verarbeitet. Diese ständige Hochspannung lässt sich sehr gut in einem EEG sichtbar machen.

Ein Versuch macht dies deutlich: Der an ein EEG angeschlossene Patient bekommt Kopfhörer und eine blickdichte Brille mit eingebautem Lämpchen aufgesetzt. Dem Patienten wird gesagt, dass drei Sekunden nachdem im Kopfhörer ein Hinweisreiz, also ein Klicken, zu hören ist, das Lämpchen in der Brille aufleuchtet. Dann soll der Patient eine Taste drücken. Das wird circa dreißig Mal wiederholt. Folgendes ist zu beobachten: die Spannungsverschiebung im EEG ist deutlich größer als bei Menschen, die nicht unter Migräne leiden und während bei Nicht-Migränikern die Spannungsverschiebung nach mehreren Messungen zunehmend kleiner wird, bleibt sie beim Migränepatienten hoch. Das Migränegehirn reagiert besonders aktiv auf die Reize, aber während beim Nicht-Migräniker die Aufmerksamkeit bei mehrmaliger Reizwiederholung mehr und mehr nachlässt, bleibt das Migränegehirn in ständiger maximaler Bereitschaft.[12]

Da das Migränegehirn also ständig unter Hochspannung steht und zusätzlich noch auslösende Faktoren zu schnell, zu plötzlich, zu lange oder zu intensiv hinzukommen, ist durch diese Reizüberflutung der nächste Migräneanfall vorprogrammiert. Die auslösenden Faktoren bzw Trigger sind dann die sprichwörtlichen Tropfen, die »das Fass zum Überlaufen bringen«. Diese Trigger-Faktoren herauszufinden, sind für Betroffene wie die Suche nach der Nadel im Heuhaufen und von Migränepatient zu Migränepatient unterschiedlich.

Ganz besonders typisch für die Migräne ist, dass sich die Schmerzen während einer Attacke verschlimmern, wenn der Betroffene körperlich aktiv ist. Bei anderen Kopfschmerzformen hingegen lindert körperliche Bewegung sogar die Schmerzen.

In der Migräne sind die Schmerzen heftig, häufig einseitig pulsierend-pochend. Oft sind die Attacken begleitet von Appetitlosigkeit, Übelkeit, Erbrechen, Lichtscheu, Lärmempfindlichkeit und Überempfindlichkeit gegenüber bestimmten (sonst auch beliebten) Gerüchen.

Diagnostische Kriterien sind außerdem:

1. Mindestens 5 Attacken, welche die die Kriterien 2. und 3. erfüllen
2. Kopfschmerzattacken, die (unbehandelt oder erfolglos behandelt) 4 bis 72 Stunden andauern
3. Der Kopfschmerz zeigt mindestens 2 der folgenden Merkmale auf:
    a. Einseitige Lokalisation
    b. Pulsierender Charakter
    c. Mittlere oder starke Intensität
    d. Verstärkung durch körperliche Routineaktivitäten (Gehen, Treppensteigen etc.)

12 www.schmerzklinik-kiel.de/service-fuer-patienten/migraene-wissen/genetik; abgerufen am 25.06.2019.

4. Während der Kopfschmerzattacke besteht mindestens 1 Merkmal:
    a. Übelkeit/Erbrechen
    b. Licht oder Geräuschempfindlichkeit
5. Nicht auf eine andere Erkrankung zurückzuführen[13]

Öfters wandern die Schmerzen auch von einer Kopfseite zur anderen und variieren in ihrer Schmerzintensität. Die Kopfschmerzdauer beträgt nach Definition der Internationalen Kopfschmerzgesellschaft zwischen 4 und 72 Stunden.

In den letzten Jahren hat man in Studien festgestellt, dass Migräneattacken Veränderungen im Gehirn hervorrufen. Im Gegensatz zu Nicht-Migräneerkrankten weist das Migränegehirn in bestimmten Regionen Unterschiede auf. Gehirnaufnahmen von Migränepatienten zeigen das Vorkommen stummer Infarkte, also tiefer Läsionen der weißen Hirnsubstanz. Interessanterweise konnte eine Korrelation zwischen den erlittenen Migräneattacken und den Schädigungen hergestellt werden; und das unabhängig davon, ob es sich bei den jeweils Betroffenen um eine Migräne mit Aura oder ohne Aura handelte. Das macht also deutlich, dass häufige schwere Migräneanfälle Schäden in den feinen Mikroadern hinterlassen. Das Schlaganfallrisiko bei Migräneerkrankten ist erhöht.[14 15]

Auch haben Wissenschaftler herausgefunden, dass bei Migränikern bestimmte Bereiche der Hirnrinde dünner sind als normal, andere Bereiche dagegen leicht verdickt. Die Oberflächenform des Gehirns wird schon vor der Geburt angelegt, die Dicke der Hirnrinde aber verändert sich im Leben aktiv und zeigt somit auch auf, welche Hirnareale besonders stark beansprucht werden. Bei Migränepatienten hat man festgestellt, dass die Hirnrinde in den Frontallappen dünner ist, dort also, wo sich wichtige Teile der Schmerzschaltkreise befinden. Der Bereich, der dicker ist als normal, ist für die Verarbeitung von gesehenen Bewegungen und Entscheidungen zuständig.

---

13 Nervenheilkunde, Heft 7–8/2016, Seite 504; Schattauer.
14 www.migraeneinformation.de; abgerufen am 25.06.2015.
15 www.scinexx.de; abgerufen am 25.06.2015.

Außerdem ist die Oberflächenform, also die Wölbungen und Furchen, bei den untersuchten Migränikern stark abweichend ausgeprägt. Man vermutet, dass diese Veränderungen beim Migränegehirn zur Schmerzanfälligkeit beitragen und dass das Migräniker-Gehirn auf bestimmte Reize anders reagiert als »normale« Gehirne.[16]

Heute schon achtsam gewesen? Wenn Sie ins Bett gehen und das Licht ausmachen, überlegen Sie doch noch kurz, was Ihnen heute am meisten gefallen hat! Sie sollten sich drei Dinge vor Augen führen. Das können zum Beispiel heutige Ereignisse, Gefühle, Menschenbegegnungen, Formen, Farben, Düfte oder Gespräche sein. Hauptsache: An drei Gegebenheiten denken, die Ihnen gut getan haben. Schlafen Sie schön und träumen Sie reich!

Symptome

Die Symptome bei einer Migräneattacke können sehr unterschiedlich sein. Oft kündigt sich ein Anfall durch Vorboten an. Darauf kann eine Phase mit Wahrnehmungsstörungen (Aura) folgen, anschließend kommt die Kopfschmerzphase und dann tritt die Rückbildungsphase ein.

Die Vorbotenphase

Diese Phase kann ein paar Stunden bis zu zwei Tage vor einer Migräneattacke erfolgen. Es treten psychische, neurologische und vegetative Symptome auf, die sich aber von der Kopfschmerzphase unterscheiden. Häufig handelt es sich um vermehrte Müdigkeit, häufiges Gähnen, Geräusch- und Geruchsempfindlichkeit, Appetit auf Süßigkeiten, vermehrten Hunger und Störungen im Magen-Darm-Trakt. Aus eigener Erfahrung kann ich über Heißhunger auf Salziges berichten.

16 www.wissenschaft.de/umwelt-natur/neuer-blick-ins-migraene-gehirn; abgerufen am 25.06.2019.

Die Auraphase

In 15 bis 20 Prozent der Fälle geht die Migräne mit einer Auraphase einher. Das bedeutet, dass meist visuelle Störungen (Sehen von Zick-Zack-Strukturen, gezackte Linien, blinde Flecken, teilweiser Verlust des Sehfeldes, verschwommene Bilder), Empfindungsstörungen (Kribbeln in den Armen und Beinen), Lähmungserscheinungen sowie Sprach- und Gleichgewichtsstörungen auftreten, die langsam einsetzen und auch wieder vollständig zurückgehen. Je nach Patient wird die Aura ganz unterschiedlich wahrgenommen. Der Fleck im Auge wandert, das Kribbeln in den Armen wandert in die Finger: das ist eine typische Besonderheit der Auren. Auch muss nicht zwangsläufig eine Auraphase mit anschließenden Kopfschmerzen einhergehen – die Schmerzen können ganz und gar ausbleiben. Ich habe oft Sprachschwierigkeiten, die sich durch Wortfindungs- und Aussprachstörungen äußern.

Offenbar entsteht die Aura im visuellen Cortex im hinteren Hirnbereich. Hier findet eine übermäßige elektrische Aktivität statt (CSD cortical spreading depression), die als Welle über die Hirnrinde wandert. Sie erreicht dann den somatosensorischen Cortex und verursacht Empfindungsstörungen, die man in den Händen und im Gesicht verspürt. Während die Welle wandert, werden auch schmerzverarbeitende Neuronen angesprochen. Dadurch werden unterschiedliche Neurotransmitter wie CGRP (calcitonin gene-related peptide) freigesetzt und daraufhin Schmerzsignale vom peripheren zum zentralen Nervensystem weitergeleitet.

Bei Migränikern ohne Aura findet womöglich die Welle übermäßiger elektrischer Aktivität in Hirngeweben statt, ohne sensorische Symptome auszulösen.[17]

Die Kopfschmerzphase

Ich habe meist sehr starke Schmerzen, die ich als pulsierend und stechend empfinde. Sie fangen auf einer Seite an, und

17 Gehirn & Geist; Spektrum der Wissenschaft; Heft 03/2018, Seite 64–68.

ziehen zur Schläfe, zu den Augen und zur Stirn. Manchmal dehnen sie sich auch auf die andere Kopfseite aus. Die Schmerzen sind aber nicht immer auf der gleichen Seite, dies variiert von Attacke zu Attacke. Ein Migräneanfall dauert zwischen 4 und 72 Stunden, und auch ich wache, wie etwa ein Viertel der Patienten, schon in den Morgenstunden mit Migräne auf.[18]

Zu den Schmerzen kommen Appetitlosigkeit, Übelkeit, Erbrechen, Licht- und Lärmempfindlichkeit. Außerdem verstärken körperliche Aktivitäten die Schmerzen.

Die Rückbildungsphase

Gegen Ende der Kopfschmerzphase wird der Schmerz ein gleichmäßig-anhaltender Dauerschmerz, der nicht mehr stechend oder pochend ist. Häufig ist man sehr erschöpft und müde. Ein Schwächegefühl macht sich breit und die Appetitlosigkeit als auch all die anderen Störungen (Konzentration-, Seh-, Geruchs-, Lärmstörungen) können noch einige Stunden andauern. Eine vollkommene Erholung wird erst nach circa 12 bis 24 Stunden erreicht. Beachten Sie das unbedingt: auch wenn Sie nun glücklich sind, die Schmerzen überstanden zu haben und schon wieder loslegen könnten – auch ich musste das erst lernen: Ihr Kopf und ihr Körper benötigen noch ein wenig Ruhe.

Augenentspannung:
Augen schließen. Schauen Sie nun mit geschlossenen Augen nach oben, nach unten, nach rechts und links. Noch einmal wiederholen. Augen öffnen.

Es gibt verschiedene Formen der Migräne:

- Migräne mit Aura
- Migräne ohne Aura

18 www.neurologen-und-psychiater-im-netz.org; abgerufen am 29.04.2019.

- Aura ohne Kopfschmerzen
- Vestibuläre Migräne
- Hemiplegische Migräne
- Basiläre Migräne
- Migräne der Augen
- Menstruelle Migräne
- Chronische Migräne
- Abdominelle Migräne

An dieser Stelle möchte ich kurz auf die verschiedenen Formen der Migräne eingehen.

Bei der Aura ohne Kopfschmerzen hat man circa 40 Minuten Aura-Symptome, aber die Kopfschmerzen bleiben danach aus. Ganz wichtig ist jedoch unbedingt abzuklären, ob diese Symptome nicht die Vorboten einen Schlaganfalls sind!

Bei der vestibulären Migräne ist das Gleichgewichtssystem stark beeinträchtigt und Schwindel und Gleichgewichtsstörungen sind hier die Hauptsymptome.

Die hemiplegische Migräne ist sehr selten und tritt familiär gehäuft auf. Eine Besonderheit stellen die Bewegungseinschränkungen dar, bei denen manche Gliedmaßen über die Dauer von etwa einer Stunde nur schwer oder gar nicht bewegt werden können.

Bei jungen Erwachsenen tritt die basiläre Migräne auf: die Schmerzen sind hauptsächlich am Hinterkopf zu verorten. Die Arteria basilaris ist hier der Namensgeber, vermutlich verkrampft sich diese Arterie, die den Hirnstamm und das Kleinhirn mit Blut versorgt. Bewusstseinsstörungen, aber auch Schwindel, Sehstörungen und Koordinationsstörungen sind hier die Hauptsymptome.

Die Migräne der Augen (sehr selten) teilt sich auf in die retinale Migräne und in die opthalmoplegische Migräne. Bei der retinalen Migräne, betroffen sind häufig Kinder und Jugendliche, entstehen etwa eine Stunde vor dem Kopfschmerz einseitig Gesichtsfeldausfälle und vorrübergehende Blindheit. Mit Eintritt der Schmerzen sind die Symptome verschwunden. Die opthalmoplegische Migräne befällt beide Augen mit Sehstörungen.

Bei beiden Formen ist man sich nicht ganz sicher, ob es sich tatsächlich um Formen der Migräne, oder eher um den Ausdruck einer anderen Erkrankung handelt.[19]

Die menstruelle Migräne etabliert sich im Zusammenhang mit der Periode, und zwar im Zeitraum von etwa zwei Tagen vor bis zwei Tagen nach der Menstruation. Die Beschwerden sind hier oft heftiger und dauern länger an als bei einer normalen Migräne. Ursache ist wahrscheinlich der fallende Östrogenspiegel kurz vor der Menstruation.[20]

Wenn die Migräneattacken mit den anderen Phasen des Zyklus (nicht mit der Menstruation an sich) in Verbindung gebracht werden können, spricht man von einer hormonell bedingten Migräne.

Wenn Patienten an mehr als fünfzehn Tagen im Monat und das über drei Monate hinweg an Attacken leiden, und außerdem zwischen den Attacken an Begleiterscheinungen leiden, spricht man von einer chronischen Migräne.

Die abdominelle Migräne tritt hauptsächlich bei Kindern auf und äußert sich mit Schmerzen um die Bauchnabelgegend. Kopfschmerzen treten keine auf. Symptome sind Appetitlosigkeit, Übelkeit und Blässe. Die Attacke kann von einer Stunde bis zu einigen Tagen andauern. Man sollte dabei unbedingt abklären, ob nicht eine andere Erkrankung vorliegt. Bei der abdominellen Migräne ist es wichtig, dass die Kinder entspannen und zur Ruhe kommen.

Auslöser

Sogenannte Trigger (Auslöser) können eine Migräneattacke herbeiführen.

---

19 www.netdoktor.de/krankheiten/migraene; abgerufen am 21.05.2019.
20 ebd.

Die Triggerfaktoren sind sehr individuell und seine eigenen Auslöser herauszufinden, gleicht der Suche nach der Stecknadel im Heuhaufen.

> Lächeln Sie doch mal!
> Lächeln reduziert nämlich den Stress, senkt den Blutdruck und setzt Endorphine frei; außerdem wird das Gehirn stimuliert.

Mögliche Migräneauslöser können sein:

- Stress
- Reizüberflutung
- Hormonschwankungen
- Bestimmte Nahrungsmittel
- Wetterwechsel
- veränderter Schlaf-Wach-Rhythmus

Versuchen Sie darauf zu achten, was Ihre möglichen Trigger sein könnten. Wenn Sie zum Beispiel sehr schlecht geschlafen haben, viele Wachphasen hatten, kann das ein Auslöser für eine Migräneattacke sein, genauso wie die Zeitumstellung bei einer Fernreise. Der Schlaf-Wach-Rhythmus ist gestört und dadurch kann eine Stressreaktion ausgelöst werden.

Apropos Schlaf: Wissenschaftler haben herausgefunden, dass Schlaf möglicherweise die Aktivität der Synapsen im Gehirn bremst. Wenn wir wach sind, läuft unser Gehirn auf Hochtouren, denn es muss die Synapsen zwischen seinen neunzig Milliarden Nervenzellen aufbauen oder verstärken, damit wir neue Informationen überhaupt aufnehmen können. Wenn nun die Synapsen im Schlaf herunterreguliert werden, können erst Gedächtnisinhalte von der Großhirnrinde in andere Hirnregionen verlagert werden. Im Gehirn wird somit quasi aufgeräumt, damit es wieder optimal funktionieren kann. Zu wenig Schlaf kann zu Beschwerden, körperlichen wie kognitiven, führen.[21]

21 Bild der Wissenschaft, Heft Oktober 2018, Titelthema Kraftwerk Gehirn, Seite 12–25.

Achten Sie auf ausreichend Schlaf! Die Migräneerkrankung ist mitunter eine Erkrankung des Gehirns – Sie tun ihm damit nur Gutes! Kleiner Tipp, damit das Schlafen gut gelingt: das Schlafzimmer sollte eine Raumtemperatur von circa 16 bis 18 Grad haben und eine Luftfeuchtigkeit von 40 bis 60 Prozent aufweisen.

Auch eine Überforderung kann einen Anfall auslösen, wenn Sie beispielsweise viele Sachen unbedingt erledigt haben wollen – was bei uns Migränikern sowieso ganz oft der Fall ist, denn in der migränefreien Zeit möchten wir übermäßig viel erledigt wissen – wer weiß denn schon, wann uns die nächste Attacke ereilt und uns lahmlegt. Die Migräne tritt häufig danach, in der Entspannungsphase, auf.

Temperaturveränderungen und auch ein Anstieg der Luftfeuchtigkeit können ein Trigger sein. Ich habe im Sommer öfter Migräne als im Winter. Auch ein gleißend helles Licht, wie es im Sommer oft der Fall ist, bereitet mir Kopfschmerzen. Im Herbst, wenn das Licht eher golden-warm ist, oder gar neblig, habe ich wetterbedingt weniger Anfälle. Auch andere Reize wie Flackerlicht, Lärm oder Gerüche können ein Auslöser für eine Attacke sein.

Starke Emotionen wie tiefe Trauer, heftige Schrecksituationen, plötzlich aufkommende Angst oder ausgeprägte Freude, sind manchmal für eine Migräne verantwortlich. Ich selber habe bereits mehrmals nach einer immensen Vorfreude extreme Migräneattacken erlebt.

Was die Lebens- und Genussmittel anbelangt, kann ich aus eigener Erfahrung berichten, dass bei mir Glutamat ein Auslöser ist, ebenso spezielle Rotweine oder Sekte. Grund dafür ist eventuell das darin enthaltene Sulfit oder das Tyramin in diesen Produkten. Tyramin bewirkt eine verstärkte Ausschüttung des Botenstoffes Noradrenalin, welcher wiederum gefäßverengend wirkt – und das auch im Gehirn. Es reichen manchmal nur ein paar Schlucke Rotwein und schon verspüre ich ein ganz spezielles Ziehen im Kopf. Dann lasse ich das Glas stehen und trinke etwas alkoholfreies. Derartiges Ziehen passiert auch nicht mit allen Rotweinen. In meiner Migränegruppe berichtete jemand genau über das gleiche Empfinden.

Das Auslösen der Migräne passiert bei einigen Lebensmitteln wie folgt: werden durch das Lebensmittel Stickstoffe freigesetzt, kommt es im Gehirn zu einer Produktion von Stickstoffmonoxid. Wiederum werden bei glutamathaltigen Lebensmitteln die Blutgefäße gereizt. Andere Lebensmittel können wie bei einer Allergie Histamin freisetzen.

Beim Stoff Aspartam können die darin enthaltenen Aminosäuren Asparaginsäure und Phenylalanin die Erregbarkeit der Gehirnzellen erhöhen, was eine Migräneattacke auslösen kann. Besonders in Getränken finden sich Stoffe wie Aspartam oftmals als Zuckerersatz

Nitrat/Nitrite aktivieren schmerzempfindliche Nerven und können mitverantwortlich für eine Migräne sein. Nitrit findet man hauptsächlich in besonders fetthaltigen Nahrungsmitteln wie Speck oder Hot Dogs etc. Nitrate geben Fleischerzeugnissen die rote Farbe und sind auch in Gemüse wie Radieschen, Rettich und Spinat ist Nitrat vermehrt enthalten.

Schwefeldioxid/Sulfite finden ihren Einsatz in Früchten und Gemüse, um einer Braunfärbung vorzubeugen, um Brotteige geschmeidiger zu machen, und im Wein, damit sich bei der Fermentation keine Bakterien bilden.

Versuchen Sie, die Lebensmittel, die bei Ihnen Migräne auslösen, von Ihrem Speiseplan möglichst zu streichen beziehungsweise auf ein Minimum zu reduzieren. Die Suche nach dem Auslöser ist zwar lästig, aber es lohnt sich umso mehr, da man einer möglichen Migräneattacke entgehen kann.

Acetylsalicylsäure

Es gibt sie in Form von Brausetabletten (schnelle und sichere Aufnahme im Magen-Darmtrakt), oder als Kautablette. Bei der normalen Tablette sollte mindestens 250 ml Flüssigkeit nachgetrunken werden, damit sie gut aufgenommen werden kann.[22] Bitte befragen Sie zur Einnahme zunächst Ihren Arzt!

Paracetamol

Paracetamol kann als Tablette, Zäpfchen, Tropfen oder Saft eingenommen werden. Bitte befragen Sie zur Einnahme zunächst Ihren Arzt!

Ibuprofen oder Naproxen

Ibuprofen ist in seiner Wirksamkeit der Acetysalisylsäure und dem Paracetamol ähnlich. Naproxen ist wegen seiner langen Wirkdauer besonders bei langen Attacken einsetzbar und kann auch mit Triptanen kombiniert werden. Bitte befragen Sie zur Einnahme zunächst Ihren Arzt!

Triptane

Laut der Leitlinie der Deutschen Gesellschaft für Neurologie (DGN) sind Triptane die Therapie erster Wahl.[23]

Bei einer Migräne gerät die Konzentration des Serotonins aus dem Gleichgewicht. Das Serotonin wird zu schnell abgebaut und dadurch können die Schmerzfilter im Gehirn nicht mehr gesteuert werden. Durch das starke Öffnen der Schmerzfilter können die Schmerzinformationen ungehindert eindringen: die Gefäße weiten sich und der Schmerz tritt ein. Und hier setzten die Triptane an, denn sie binden an den Serotoninrezeptoren. Die geweiteten Blutgefäße werden verengt. Der Migräneschmerz

22 www.schmerzklinik-kiel.de/service-fuer-patienten/migraene-wissen/anfallsbehandlung/selbstmedikation.; abgerufen am 05.12.2019.

23 www.pharmazeutische-zeitung.de/ausgabe-042015/akuttherapie-und-prophylaxe/; abgerufen am 16.12.2019.

wird gestoppt. Außerdem verhindern die Triptane, dass entzündungsauslösende Eiweißstoffe (Neuropeptide) aktiviert werden, diese können nämlich Schmerzimpulse hervorrufen.[24]

Triptane dürfen aufgrund der Gefahr eines Medikamentenübergebrauchs nicht bei einem Dauerkopfschmerz eingenommen werden! Sie dürfen auch nicht eingenommen werden, wenn ein Zustand nach Herzinfarkt oder Schlaganfall vorliegt oder andere Gefäßerkrankungen, Bluthochdruck, Leber- oder Nierenerkrankungen bestehen.

Auf die Wechselwirkung mit anderen Medikamenten ist besonders acht zu geben. Bitte befragen Sie zur Einnahme zunächst Ihren Arzt!

Bei Migräne ist es besonders wichtig nicht abzuwarten, sondern Medikamente wie Triptane möglichst frühzeitig und vor allem rechtzeitig einzunehmen.

Seit 1993 steht die Substanz Sumatriptan als erster so genannter selektiver Serotoninagonist in der Migränetherapie zur Verfügung. Heute sind folgende weitere Wirkstoffe aus dieser Substanzklasse erhältlich:

- Naratriptan
- Zolmitriptan
- Eletriptan
- Almotriptan
- Rizatriptan
- Frovatriptan

Triptane bekämpfen nicht nur den Migränekopfschmerz, sondern wirken auch gegen verschiedene Begleitsymptome wie Übelkeit, Erbrechen, Lärm- und Lichtempfindlichkeit. Außerdem blockieren sie die Freisetzung von Nervenbotenstoffen. Diese sind verantwortlich für eine neurogene Entzündung an den Blutgefäßen des Gehirns. In der Migräneattacke wird durch die Triptane die erhöhte Nervenaktivität in den Gehirnzellen normalisiert und

24 www.migraenewissen.de; abgerufen am 06.08.2019.

Erweiterungen zwischen den Arterien und Venen des Gehirns werden verengt. Die Sauerstoffversorgung des Gehirns wird normalisiert.[25]

Während Schmerzmedikamente überall im Körper wirken, binden die Triptane gezielt an den Schaltstellen, die an genau den Stellen des Gehirns lokalisiert sind, an denen die Krankheitsvorgänge der Migräne ablaufen.

Ich selber habe zunächst das Triptan Frovatriptan verschrieben bekommen. Leider hat es nicht ausreichend in der Migräneattacke geholfen, so dass ich ein anderes Triptan ausprobieren musste. Da meine Migräneattacken bis zu 72 Stunden andauern, wurde mir der Wirkstoff Zolmitriptan verschrieben, der besonders bei langen Migräneattacken empfohlen wird.

Bei meinem Aufenthalt in einer Schmerzklinik habe ich immens wichtige Informationen zu den Triptanen mit auf den Weg bekommen. Auch Sie sollten, sofern bei Ihnen keine gesundheitlichen Bedenken bestehen und Sie Triptane einnehmen dürfen, diese Punkte unbedingt beachten:

- Bitte nehmen Sie die Triptane nur ein, wenn vorher eine ärztliche Untersuchung samt Blutdruckmessung und Elektrokardiogramm gemacht wurde!
- Bei Gegenanzeigen, wie zum Beispiel ein Zustand nach Herzinfarkt, Schlaganfall, andere Gefäßerkrankungen, Bluthochdruck, Leber- oder Nierenerkrankungen dürfen keine Triptane zum Einsatz kommen! Ebenfalls nicht einsetzen, wenn ein Dauerkopfschmerz aufgrund von einem Medikamentenübergebrauch besteht.
- Bitte auf keinen Fall während der Auraphase einnehmen. Die gefäßverengenden Wirkstoffe der Triptane können in dieser Phase zu einer Verstärkung der Symptome führen.
- Erst einnehmen, wenn die Kopfschmerzphase beginnt, dann aber so früh wie möglich. Machen Sie nicht wie

25 www.schmerzklinik.de/service-fuer-patienten/migraene-wissen/anfallsbehandlung/grundsaetzliches/; abgerufen am 05.12.2019.

ich den Fehler, und warten erst ab, ob die Schmerzen vielleicht doch noch verschwinden. Eine beginnende Migräne ist durch fast nichts mehr aufzuhalten und läuft einfach ab.

- → Triptane dürfen niemals in Verbindung mit Ergotaminen verabreicht werden. Beide Mittel führen zu einer Gefäßverengung.
- → Triptane wirken begrenzt: es kann vorkommen, dass erneut Migränesymptome auftreten. Der sogenannte Wiederkehrkopfschmerz lässt sich aber mit einer erneuten Dosis erfolgreich behandeln. Ganz wichtig zu wissen: Die Dosis kann einmal pro Tag wiederholt werden. Wenn Sie an einem Tag mehr als zweimal zu dem Medikament greifen, müssen Sie zum Arzt und mit ihm eine andere Behandlungsmöglichkeit ausarbeiten, die zu einer besseren Wirksamkeit führt. Hier eventuell ein langwirkendes Triptan nehmen, wie zum Beispiel Almotriptan, Naratriptan oder Frovatriptan. Auch die Kombination mit einem NSAR (etwa Naproxen) kann die Wahrscheinlichkeit für das Auftreten von Wiederkehrkopfschmerzen reduzieren. Ich selber musste erst einige Triptane ausprobieren, um meine Migräneattacken in den Griff zu bekommen und muss trotz allem zusätzlich mit Naproxen den Wiederkehrkopfschmerz deckeln. Fragen Sie hierzu Ihren Arzt!
- → Triptane dürfen pro Monat an maximal zehn Tagen eingenommen werden! Es besteht sonst die Gefahr eines Dauerkopfschmerzes aufgrund eines Medikamentenübergebrauchs. Führen Sie einen Kopfschmerzkalender (siehe meinen Kopfschmerzkalender auf Seite 46 mit Muster zum Download), um sich genauestens einen Überblick zu verschaffen. Auch sollten Sie andere Schmerzmittel ebenfalls mit in den Kalender eintragen.[26]

---

26 www.schmerzklinik.de/service-fuer-patienten/migraene-wissen/anfallsbehandlung/grundsaetzliches/; abgerufen am 05.12.2019.

Eine besonders langanhaltende Wirkung zeigen folgende Triptane:

- Eleptriptan ist oral eingenommen rasch wirksam und hat eine besonders langanhaltende Wirkung und eine geringe Nebenwirkungsrate, vor allem in Bezug auf das Herz-Kreislauf-System. Es wirkt gefäßverengend im Bereich der Hirngefäße. Die gefäßverengende Wirkung im Bereich der Herzkranzgefäße ist nicht so stark ausgeprägt wie bei Sumatriptan. Der Wirkstoff blockiert im Bereich der Hirnhäute die neurogene Entzündung.[27]
- Zolmitriptan führt zu einer Gefäßverengung erweiterter Gehirngefäße. Die Substanz bewirkt eine Blockierung der Freisetzung von Entzündungsstoffen aus den Nervenfaserendigungen. Zusätzlich wird eine Hemmung der übermäßigen Nervenaktivität erzielt. Schließlich werden auch im zentralen Nervensystem Nervenzentren in ihrer übermäßigen Aktivität während der Migräneattacke gehemmt.[28] Zolmitriptan überschreitet die so genannte Blut-Hirn-Schranke und das kann zu starken Nebenwirkungen wie Müdigkeit, Schwindel, Brustenge, Beklemmungen und Herzschmerzen führen. Ich verspüre jedes Mal eine starke Brustenge und Müdigkeit. Allerdings wird der Wirkstoff sehr schnell im Magen-Darm-Trakt aufgenommen und zeigt eine sehr langanhaltende Wirkung. Die Wirkung tritt bereits innerhalb von einer Stunde ein. Bei der Anwendung von Zolmitriptan als Einmal-Nasenspray (besonders von Vorteil, wenn Erbrechen eine Begleiterscheinung ist) setzt die Wirkung innerhalb von etwa fünfzehn Minuten ein.[29] Ich nehme das Zolmitriptan bei meinen Migräneattacken als Nasenspray und verspüre

27 www.pharmazeutische-zeitung/ausgabe-042015/akuttherapie-und-prophylaxe/; abgerufen am 16.12.2019;
28 www.schmerzklinik-kiel.de/service-fuer-patienten/migraene-wissen/anfallsbehandlung; abgerufen am 05.12.2019.
29 ebd.

sehr rasch einen Wirkungseintritt zumal es bei meinen langen Attacken in Kombination mit dem Wirkstoff Naproxen meine Migränedauer effektiv auf etwa 72 Stunden deckelt. Andere Begleiterscheinungen der Migräne wie Übelkeit, Erbrechen, Lärm- und Lichtempfindlichkeit werden positiv beeinflusst. Zolmitriptan ist sowohl als normale Tablette als auch als Schmelztablette erhältlich. Besonders geeignet, wenn man zum Erbrechen neigt. Die Schmelztablette löst sich sehr schnell auf der Zunge und führt zu einer raschen Substanzwirkung. Wichtig ist allerdings, dass nach der Einnahme der Schmelztablette ausreichend Wasser getrunken wird, da der Wirkstoff nicht über die Mundschleimhaut aufgenommen wird, sondern wie die anderen Tabletten erst im Darm.

Etwas weniger Nebenwirkungen zeigen folgende Triptane:

→ Almotriptan wirkt auf Blutgefäße der Hirnhäute. Es hemmt dabei ganz gezielt die Entzündungsvorgänge während der Migräneattacke im Bereich der Hirnhäute. Die Tablette kann auch bei Übelkeit und Erbrechen die Wirkstoffe abgeben, so dass diese am erforderlichen Wirkort angelangen. Almotriptan verringert auch typische Migränesymptome wie Übelkeit, Licht- und Lärmempfindlichkeit. Dies führt zu einer besonders zuverlässigen Wirkung. Almotriptan ist sehr gut verträglich und führt zu weniger Nebenwirkungen als etwa Sumatriptan oder Zolmitriptan.[30]

→ Naratriptan wird bevorzugt bei Migränepatienten eingesetzt, die besonders empfindlich für Nebenwirkungen sind. Naratriptan weist geringere Nebenwirkungen als Sumatriptan auf. Außerdem gilt es als das am schwächsten wirksame Triptan.[31] Naratriptan in Tablettenform

30 www.deutsche-apotheker-zeitung.de/daz-az/2009/daz-35-2009/migraenetherapie-triptane-im-vergleich; abgerufen am 09.12.2019.
31 ebd.

sollte, wie alle anderen Triptane, möglichst früh beim Auftreten der Kopfschmerzen eingesetzt werden.

→ Rizatriptan wird schnell im Magen-Darm-Trakt aufgenommen und die Wirkung tritt innerhalb von einer Stunde ein. Die Substanz wirkt gefäßverengend im Bereich der Hirnhautgefäße – ohne Herzkranzgefäße, Lungengefäße oder andere Blutgefäße zu beeinflussen und ist somit recht nebenwirkungsarm. Rizatriptan ist als Tablette und ebenso als Schmelztablette erhältlich.[32]

Besser verträglich und für lange Attacken geeignet:

→ Frovatriptan ist verträglich und für besonders lange Attacken konzipiert. Allerdings tritt eine verzögerte Wirkung ein. Es weist weniger Nebenwirkungen auf als Sumatriptan und wiederholte Migräneattacken bleiben eher aus als mit anderen Triptanen. Frovatriptan ist als Filmtablette erhältlich.[33]

Der Vorreiter der Triptane:

→ Sumatriptan ist das älteste auf dem Markt befindliche Triptan.[34] Es sollte so früh wie möglich nach Beginn des Migräneanfalls genommen werden. Bis zum Beginn der Wirkung vergehen circa dreißig Minuten. Die Wirkung erreicht nach ein bis zwei Stunden ihr Maximum. Sumatriptan in Tablettenform wird dann eingesetzt, wenn die Attacken-Dauer in der Regel vier bis sechs Stunden bei unbehandeltem Verlauf beträgt.[35] Eine besonders schnelle Wirksamkeit lässt sich mit Sumatriptan

---

32 www.schmerzklinik-kiel.de/service-fuer-patienten/migraenewissen/anfallsbehandlung; abgerufen am 05.12.2019.

33 ebd.

34 www.deutsche-apotheker-zeitung.de/daz-az/2009/daz-35-2009/migraenetherapie-triptane-im-vergleich; abgerufen am 09.12.2019.

35 www.schmerzklinik-kiel.de/service-fuer-patienten/migraenewissen/anfallsbehandlung; abgerufen am 05.12.2019.

mittels eines Autoinjektors (Pen) erzielen. Dabei wird durch ein kugelschreiberähnliches Gerät per Knopfdruck aus einer Patrone die Wirksubstanz durch eine feine Nadel unter die Haut gespritzt. Diese Anwendungsform hat den Vorteil, dass sich der Patient jederzeit und überall das Mittel verabreichen kann. Bereits innerhalb von etwa zehn Minuten kann eine ausreichende Wirkung eintreten.[36] Sollte nach Anwendung von Sumatriptan 6 mg subkutan ein Wiederkehrkopfschmerz auftreten, kann dieser nochmals mit einer subkutanen Injektion von Sumatriptan behandelt werden. Alternativ ist jedoch auch der Einsatz einer Sumatriptan-Tablette möglich.[37] Bei Übelkeit und Erbrechen kann Sumatriptan z.B. auch als Zäpfchen genommen werden. Auch bei dieser Anwendungsform kann eine schnelle und effektive Linderung der Migräneattacken erzielt werden. Bei Wiederauftreten von Kopfschmerzen ist die erneute Anwendung möglich.[38] Sumatriptan kann als Nasenspray verabreicht werden. Dazu wurde ein Einmaldosis-Behälter zum Sprühen in die Nase entwickelt. Beim Wiederauftreten der Schmerzen kann die Dosis erneut eingenommen werden, wobei man jedoch einen Mindestabstand von zwei Stunden einhalten sollte. Sumatriptan in Form von Nasenspray führt ebenfalls zu einer sehr schnellen Linderung der Migräneattacke.[39]

Mutterkornalkaloide

Als Mutterkorn wird ein parasitärer Pilz bezeichnet, der auf Getreideähren, vor allem bei Roggen und Gerste, vor-

36 ebd.
37 ebd.
38 ebd.
39 www.schmerzklinik-kiel.de/service-fuer-patienten/migraene-wissen/anfallsbehandlung; abgerufen am 05.12.2019.

kommen kann. Ist das Getreide durch den Pilz befallen, hat es ein vergrößertes und geschwärztes Mutterkorn und darf nicht mehr in der Nahrungsmittelproduktion verarbeitet werden. Dieser Pilz produziert giftige Alkaloide, die zu massiven Herz-Kreislaufproblemen, Übelkeit und Kopfschmerzen führen. Für die Medizin sind die aus dem Mutterkorn stammenden Alkaloide jedoch eine wichtige Wirkstoffgruppe.

In der Migränetherapie sind die Mutterkornalkaloide nur Mittel zweiter Wahl, da sie bei längerer Einnahme ebenfalls zu Kopfschmerzen und Durchblutungsstörungen führen können. Sofern Triptane eingenommen werden können, sind sie wegen der Wirksamkeit und den anderen Nebenwirkungen den Mutterkornalkaloiden vorzuziehen.[40]

Prophylaxe

Eine medikamentöse Migräneprophylaxe ist durchaus angebracht um die Attackenhäufigkeit, -dauer und -intensität positiv zu beeinflussen. Hierzu gibt es verschiedene Medikamente, die regelmäßig eingenommen werden müssen. Fragen Sie Ihren behandelnden Arzt ob und welche Maßnahmen für Sie in Frage kommen. Als Mittel der ersten Wahl haben sich Betablocker etabliert. Als Arzneistoffe der zweiten Wahl zählen Antidepressiva. Die monoklonale Antikörper-Therapie und das Verabreichen von Botulinumtoxin sind ggf. auch eine Möglichkeit der Prophylaxe.

Die monoklonale Antikörper-Therapie

In der Migränegruppe kommt immer wieder das Thema auf: »Und was ist mit der Spritze?« Die monoklonale Antikörper-Therapie: ich habe sie selber noch nicht ausprobiert und möchte trotzdem kurz erläutern, um was für eine Mi-

40 www.schmerzklinik-kiel.de/service-fuer-patienten/migraene-wissen/anfallsbehandlung; abgerufen am 05.12.2019.

gräneprophylaxe es sich hierbei handelt. Studien belegen bei Verwendung dieser Prophylaxe eine Reduzierung der Migränetage. Absolute Vorsicht ist, wie bei den Triptanen, bei Herz-Kreislauf-Erkrankungen geboten. Eine vorherige ärztliche Konsultation ist auch bei dieser Therapieform sowieso unerlässlich.

In der monoklonalen Antikörpertherapie spielt der Botenstoff Calcitonin-Gene-Related-Peptide (CGRP) eine wichtige Rolle. Dieser Botenstoff wird in der Attacke verstärkt freigesetzt, er bindet an spezielle Rezeptoren und setzt so eine Kettenreaktion in Gang: die Blutgefäße erweitern sich und die Schmerzwahrnehmung wird verstärkt. Während einer Migräneattacke steigt das CGRP-Level im Blut an. Durch die Bindung des CGRP-Antikörpers an den Botenstoff, kann die Migräne reduziert werden. Das CGRP-Level wird gesenkt und CGRP kann nicht an seinen Rezeptor anbinden.

Dafür wurden bereits drei Wirkstoffe entwickelt, ein weiterer Wirkstoff bindet direkt an den CGRP-Rezeptor, so dass diese blockiert sind und kein Botenstoff mehr andocken kann. In beiden Fällen wird das CGRP jedoch weiter ausgeschüttet, es kann aber nicht mehr so wirken wie vorher und die Migräneattacken können dadurch seltener werden. Die Antikörper werden abgebaut und deswegen ist in regelmäßigen Abständen eine erneute Dosis (in Form einer Spritze/Einmal-Pen) notwendig.[41] [42]

Die Therapie ist mit hohen Kosten verbunden und auch nicht für jeden Migränepatienten geeignet. Manche Patienten verspüren eine signifikante, manche ein bisschen und andere gar keine Verbesserung. Von Vorteil ist tatsächlich die hohe Verträglichkeit gegenüber anderen Mitteln.

Bezüglich der Kostenübernahme bei der Antikörpertherapie fragen Sie Ihren Arzt oder Ihre zuständige Krankenkasse.

41 www.cme-kurs.de/news/monoklonale-antikoerper-zur-praevention-von-migraeneattacken/; abgerufen am 02.07.2019.

42 Schmerzmedizin, Heft Februar, Jg. 34, Nr. 1: Dr. med. Astrid Gendolla, Essen, Man kann der Migräne nicht davonlaufen.

Botulinumtoxin
Eine Teilnehmerin der Migränegruppe bekam wegen ihrer chronischen Migräne (mindestens 15 Schmerztage im Monat), Botulinumtoxin gespritzt. Der Arzt verabreichte es drei mal im Vierteljahres-Abstand an 31 unterschiedlichen Stellen im Nacken-, Schulter- und Stirnbereich. Bei der Patientin ist die Attackenhäufigkeit durch diese Therapie deutlich verbessert worden. Fragen Sie Ihren Neurologen, ob diese Therapie für Sie in Frage kommt und mit welchen Risiken und Nebenwirkungen sie verbunden ist.

Kopfschmerzkalender mal anders

Ärzte und Neurologen empfehlen das Führen eines Kopfschmerzkalenders, insbesondere um herauszufinden wie oft Sie im Monat Schmerzen haben, in welcher Intensität und von welcher Dauer die Schmerzen sind. Auch soll aufgeführt werden, was Sie gegen die Schmerzen einnehmen und ganz besonders auch nach welchen Ereignissen die Schmerzen einsetzen.

Ich habe einen anderen Ansatz konzipiert und empfehle Ihnen auch einmal darüber nachzudenken und zu vermerken, WAS Ihnen TROTZ der Schmerzen gut gelungen ist.

Sie können vielleicht trotz starker Schmerzen (z.B. auf der Skala von 0 bis 10: Schmerzen > 8) in die Küche gehen und sich Ihren Lieblingstee kochen, oder Sie können doch noch ein Telefonat mit Ihrer Freundin führen (obwohl Sie schon in Erwägung gezogen hatten, gar nicht zu telefonieren).

Wenn Sie sich nur mit den negativen Erfahrungen befassen, dann füttern Sie Ihr Schmerzgedächtnis, wohingegen wenn Sie auch gute und gelungene Ereignisse festhalten, können Sie Ihre Gedanken positiv beeinflussen. Denn auf den Schmerz folgen negative Gedanken, die wiederrum zu negativen Gefühlen führen. Und sie haben Auswirkungen auf den Körper, der Schmerz wird schlimmer und der Kreislauf beginnt von vorn.

Geben Sie sich nicht nur total den Schmerzen hin!

Führen Sie doch mal den »etwas anderen Kopfschmerzkalender«!

Der »etwas andere Kopfschmerzkalender«
zum Ausdrucken:

Mal nachgefragt:

… ich trage ganz oft eine Sonnenbrille, denn grelles Licht ist bei mir ein Migräneauslöser.

… ich brauche mein Kopfkissen, ich nehme es auch auf Reisen mit; »nicht mein Kopfkissen« löst bei mir Migräne aus.

…ich fahre jeden Tag 30 km Rad und mache drei bis vier Mal die Woche Kraftsport, das hilft mir die Attackenfrequenzen einzudämmen.

… ich habe festgestellt, dass Fertiggerichte ein Auslöser bei mir sind. Es wir nur noch frisch gekocht.

… ich esse viel Reis und Fisch. Kaum noch Fleisch. Das reduziert bei mir die Migränehäufigkeit.

… von manchen Apfelsorten bekomme ich Migräne.

… Sekt ist bei mir ganz sicher ein Migräneauslöser.

Ein hervorragender Neurologe aus einer Klinik sagte mir einmal:
»Sie können nichts dafür, dass Sie Migräne haben.« – diesen Satz werde ich nie vergessen: lesen Sie den noch einmal ganz bewusst: »Sie können nichts dafür, dass Sie Migräne haben.«
Ja … man will sie nicht haben, man kann nichts dafür, man kann es nicht steuern, es überkommt einen.

Alternative Mittel zur möglichen ergänzenden Schmerzlinderung

Wer einmal schwerste Migräneschmerzen erlebt hat, der weiß nur zu gut, dass die alternativen Heilmittel gegen diese Schmerzen sehr wenig bis gar nichts ausrichten können.

Zur Linderung der leichten Schmerzen oder als Ergänzung zum Genesungsprozess möchte ich hier ein paar Heilmittel und Rezepte, die mir immer wieder gut tun, aufführen. Bitte fragen Sie vorher Ihren Arzt, gerade in Bezug auf die Einnahme pflanzlicher Wirkstoffe, möglichen Unverträglichkeiten und Wechselwirkungen mit Medikamenten. Ich selber lasse mir regelmäßig die Tees in der Apotheke mischen, und genieße sie über das Jahr verteilt. Der Augentrost-Tee und die Kopfwohlmischung I schmecken auch im Sommer als Eistee lecker erfrischend. Sämtliche Kräuter erhalten Sie in der Apotheke oder im Reformhaus.

Augentrost-Tee
Dieser Tee ist für verschiedenste Arten von Kopfschmerzen geeignet, die in Verbindung mit den typischen Sehstörungen und der Lichtempfindlichkeit auftreten:
2 Teelöffel Augentrostkraut mit 250 ml kochendem Wasser übergießen, 10 Minuten ziehen lassen, absieben, trinken (2 bis 3 Tassen tagsüber möglich)

Heute schon gerunzelt?
Spannen Sie alle Muskeln im Gesicht gleichzeitig an: kneifen Sie Ihre Augen fest zusammen, ziehen Sie Ihre Mundwinkel nach hinten, ziehen Sie Ihre Wangen ein, runzeln Sie kräftig Ihre Stirn. Diese Anspannung, dieses Runzeln, halten Sie es 20 Sekunden lang. Und dann lassen Sie los, lassen Sie alles wieder glatt und locker werden. Merken Sie den Unterscheid zwischen Anspannung und Entspannung?

Kopfwohlmischung I
20g Melisse
20g Gartenraute
15g Meisterwurz
15g Bibernelle
15g Ehrenpreis
15g Benediktenkraut
Kräuter mischen, von der Mischung 3 Esslöffel auf einen Liter Wasser. Setzen Sie den Tee kalt an, lassen Sie es dann zwei Minuten kochen, anschließend 10 Minuten ziehen lassen, absieben. Den Tee trinkt man tagsüber schluckweise.

Kopfwohlmischung II
30g Kamille
30g Schafgarbe
25g Weidenrinde
25g Johanniskraut
20g Chinarinde
15g Schlüsselblume oder 25g Baldrianwurzel
15g Hopfen
15 Heidekraut
Übergießen Sie einen Teelöffel dieser Kräutermischung mit einer Tasse kochendem Wasser. 10 Minuten ziehen lassen, absieben. Trinken Sie diesen Tee zwei- bis dreimal am Tag warm.

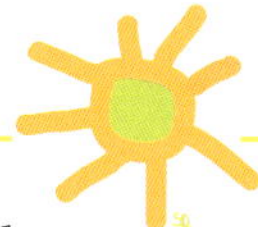

Ich muss – Ich möchte
»Ich muss« wird ab jetzt ersetzt durch »ich möchte gerne«. Denn »Ich muss« setzt unter Druck und stärkt die Ungeduld.
Probieren Sie es doch mal aus!

Kopfentspannung
30g Mädesüßkraut
30g Weidenrinde
10g Baldrianwurzel
10g Lavendelblüten
10g Melissenkraut
10g Lindenblüten
1EL Teemischung pro Tasse aufbrühen, 10 bis 15 Minuten ziehen lassen, absieben, eine Tasse in kleinen Schlucken trinken. Danach gerne hinlegen und entspannen.

MinzErfrischung
4 Teile Baldrianwurzel
5 Teile Melissenwurzel
je 2 Teile Pfefferminze und Frauenmantel
3 Teile Holunderblüten
je 1 Teil Goldmelisse und Lavendel
1 EL Teemischung pro Tasse als Heißaufguss, täglich morgens und abends eine Tasse trinken.

Schafgarbentee
1 gehäufter TL Schafgarbentee auf ¼ l Wasser, aufbrühen, kurz ziehen lassen, absieben. In Ruhe trinken.

GrünNelke
für eine Kanne: 4 TL Grüntee (Sencha ohne Aroma)
2 Gewürznelken
1 Prise Zimt (wer möchte)
Saft von 1 Zitrone

mit nicht mehr kochendem Wasser aufbrühen, 1 bis 2 Min. ziehen lassen, absieben und über den Tag verteilt trinken. Schmeckt auch als Eistee lecker.

Übrigens der Grüntee stärkt das Immunsystem und wirkt entgiftend.

Silberweidentee

Die Silberweide ist in der Pflanzenheilkunde ein bewährtes Hausmittel und zählt zu den schmerzstillenden und entzündungshemmenden Mitteln.

1 TL Silberweidenrinde mit ¼ l kaltem Wasser mischen und im Topf zum Kochen bringen, Topf vom Herd nehmen und Teemischung 5 Minuten ziehen lassen, absieben und 2 bis 4 Tassen davon über den Tag verteilt trinken.

Ganz ruhig

2 EL Melisse
2 EL Johanniskraut
1 EL Hopfen
1 EL Lavendelblüten
1 EL Rosenblüten

1-2 TL von der Teemischung mit heißem Wasser überbrühen, 5 bis 10 Minuten ziehen lassen, absieben. 2 bis 3 Tassen am Tag davon zubereiten und trinken.

Kalte Armbäder

Kalte Armbäder können schmerzlindernd wirken: halten Sie Ihre Unterarme für einige Minuten unter kaltes Wasser, danach gut abtrocknen.

Nackenguss

Besonders wenn ich im Sommer eine Migräneattacke habe, hat mir dieser Nackenguss schon öfters eine sanfte Linderung verschafft.

Prinzipiell wird bei einem Guss das Wasser immer vom entferntesten Punkt des Herzens zum Herzen hingeführt. In diesem Fall leiten Sie das Wasser auf Ihren kompletten Nacken samt den oberen Schulterbereich. Der Nackenguss kann bei einer Migräneattacke ein wenig Linderung verschaffen. Stellen Sie dazu Ihre Duschkopfbrause auf einen Strahl, der Durchmesser des Strahls sollte circa zwei Zentimeter betragen und der Guss sollte mit kaltem Wasser erfolgen. Die Dauer des Gusses beträgt zwischen 8 und 30 Sekunden. Danach machen Sie eine Pause und wiederholen den Guss, bis sich eine Rötung oder ein Wärmegefühl einstellt. Beachten Sie, dass Güsse nicht unmittelbar nach den Mahlzeiten erfolgen sollen.

Homöopathische Mittel zur Linderung

Einige homöopathische Mittel können die Begleiterscheinungen in der Migräneattacke lindern. Wichtig ist jedoch zu wissen, dass damit der Migräneschmerz nicht vollständig eingedämmt wird. Als geeignete Dosierung empfiehlt sich die Potenz D6 oder D12. Nehmen Sie drei Mal am Tag zehn bis zwanzig Tropfen (oder drei Mal täglich fünf Globuli) des entsprechenden Mittels ein.

Lachesis mutua

Das homöopathische Mittel kann Migräne-Symptome lindern; die Schmerzen äußern sich eher klopfend, hämmernd oder wellenartig. Typischerweise werden die Schmerzen durch Schlaf und Hitze eher verschlimmert. Ein häufiger Auslöser bei Frauen sind die hormonellen Schwankungen vor der Menstruation.

Gelsemium

Schafft Linderung bei Nackenkopfschmerzen, die sich von der Stirn her ausbreiten.

Iris versicolor

Wenn man das Gefühl hat »der Kopf platzt gleich« und wenn der Schmerz in der eigentlichen Ruhephase auftritt, kann Iris versicolor die Beschwerden vielleicht lindern.

Aconitum napellus
Kann bei Kopfschmerzen, die möglicherweise durch viel geistige Arbeit hervorgerufen werden, eingesetzt werden.

Bryonia alba
Kann Linderung bei heftigen, berstenden Kopfschmerzen, die von der Stirn zum Nacken gehen, eingesetzt werden. Der Betroffene ist zudem leicht reizbar.

Sanguinara
Die Beschwerden von Frauen in den Wechseljahren, mit Hitzewallungen und hormonell bedingten Kopfschmerzen, können hiermit gelindert werden. Es ist auch geeignet bei Kopfschmerzen, die morgens beginnen und sich über den Tag steigern.

Viele Termine?
Verabreden Sie sich doch mal mit sich selbst und tragen Sie Ihren Entspannungstermin in Ihrem Kalender ein!

Schüßler-Salze

Die Schüßler´sche Heilweise (benannt nach Dr. Wilhelm Heinrich Schüßler) gründet auf dem Prinzip des Betriebsstoffmangels im Körper. Durch den Mangel im Körper beziehungsweise in den Zellen entstehen Störungen, die durch gezielte Mineralstoffaufnahme gelindert werden können. Die Mineralstoffe nach Dr. Schüßler erhält man als Pulver oder in Tablettenform. In Tablettenform ist die Dosierung einfacher zu handhaben. Bei Einnahme lässt man die Tablette langsam im Mund zergehen. Eine andere Möglichkeit ist, die Tablette in Wasser aufzulösen und schlückchenweise zu trinken. Diabetiker und Laktoseintoleranz-Patienten sollten zunächst ihren Arzt fragen, da die Tabletten Milchzucker enthalten.

Folgende Schüßler-Salze können zu einer Linderung der Migräne-Begleiterscheinungen beitragen:

Nr. 1 Calcium Fluoratum
Nr. 7 Magnesium Phosphoricum
Nr. 10 Natrium Sulfuricum

Nehmen Sie drei- bis sechsmal pro Tag eine bis zwei Tabletten der Schüßler-Salze.

Besonders das Salz Nr. 7: Magnesium phosphoricum kann eine wertvolle Unterstützung sein. Bei allen plötzlich auftretenden, pochenden, bohrenden und krampfartigen Schmerzen ist das Salz Nr. 7 angezeigt, Magnesium steuert nämlich unter anderem das vegetative Nervensystem.

»Heiße 7«

Wasser kurz aufkochen, 7 bis 10 Tabletten des Schüßler Salzes Nr. 7 Magnesium Phosphoricum in das heiße Wasser geben, auflösen lassen und langsam trinken. Zusätzlich können Sie noch 7 Tabletten des Schüßler Salzes Nr. 1 Calcium Fluoratum und 20 Tabletten des Schüßler Salzes Nr. 10 Natrium Sulfuricum einnehmen.

Pfefferminze und Majoran

Ein weiteres Mittel hat sich bei Spannungskopfschmerzen bestens bewährt: das Pfefferminzöl. Wenn Sie es vertragen und den Duft mögen, dann reiben Sie Ihre Schläfen, Ihre Stirn und Ihren Nacken mit Pfefferminzöl ein.

Bei einer Teilnehmerin aus der Migränegruppe kommt auch Majoranöl zum Einsatz. Versuchen Sie es doch auch einmal und reiben Sie Ihre Schläfen und die Stirn damit ein.

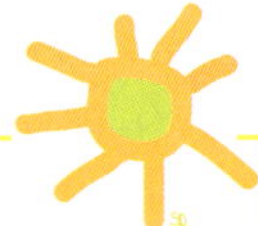

Ungeduldig - geduldig

Als Pendler geht mir das öfters so: die Bahn hat Verspätung und ich stehe am Bahnsteig und werde ungeduldig. Ich versuche neuerdings, statt aufs Smartphone zu schauen, den Himmel oder die Wolken zu beobachten, den Duft aus der Backstube bei Gleis 14 wahrzunehmen, die vielen Geräusche auszuloten, mich auf den Abend zu freuen.
Ich nehme einen Perspektivenwechsel vor: das Warten wird zu geschenkter Zeit.
Versuchen Sie es doch auch mal.

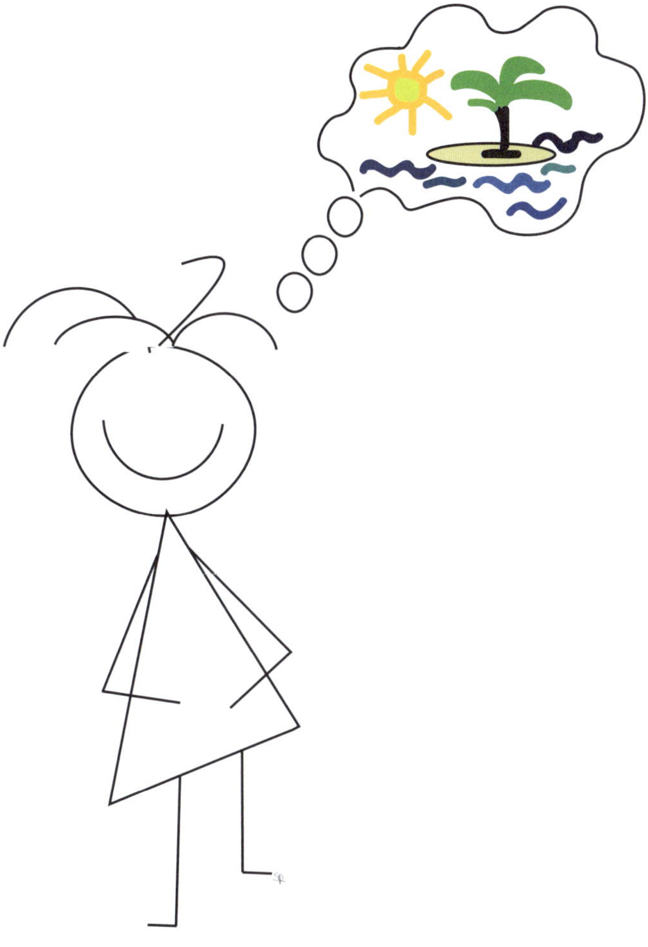

Balance schaffen – Entspannen

Für heute Abend haben mein Mann und ich spontan eine Einladung in den Biergarten bekommen. Dort spielt auch eine Liveband. Kurz zögere ich: es ist Montagabend, Anfang der Woche, es könnte spät werden und mein Wecker klingelt doch wieder um 4.00 Uhr. »Ach«, denke ich mir, »warum nicht, es muss ja nicht spät werden.« Der Abend ist schön. Eine laue Sommernacht, entspannte Stimmung, gute Musik. Ich freue mich, liebe Menschen nicht enttäuscht zu haben, durch eine vorher in Betracht gezogene Absage. Ich genieße den Abend. Am nächsten Morgen wache ich mit starker Migräne auf und bin mal wieder »RAUS«. Ich denke: »Sie« gönnt es mir einfach nicht: »ich wollte nur genießen … aber eins ist gewiss: Sie kann mir nicht die empfundene Freude und die schönen Momente nehmen, die bleiben nämlich für immer.«

Entspannungsverfahren, Meditieren, Achtsamkeit: all das kann nachweislich den Stress reduzieren, der womöglich für die nächste Migräneattacke verantwortlich ist. In vielen Studien wurde belegt, dass regelmäßiges Meditieren hilft, mit stressigen Situationen besser umzugehen und man sich deswegen auch weniger gestresst fühlt. Beim Meditieren und Entspannen schüttet der Körper bis zu 65 Prozent mehr Dopamin und Endorphine aus, beide Hormone können das Schmerzempfinden reduzieren. Außerdem verstärken wir dadurch unsere Körperwahrnehmung, und können so gezielter auf unsere körperliche und seelische Gesundheit Einfluss nehmen.[43] Das bedeutet für uns Migräniker, dass wir uns besser gegen die nächste Attacke schützen können.

Übrigens: Meditieren sowie Achtsamkeits- und Entspannungsübungen haben so gut wie keine Nebenwirkungen (ganz wenige vereinzelte Fälle berichten von einer psychologischen Krise). Finden Sie einfach Ihren Rhythmus für

43 P.M., Heft 11/2018; Artikel: Es ist viel gefährlicher, nicht zu meditieren. Interview: Jochen Metzger Seite 30–35.

Ihre Entspannungsübungen, zum Beispiel so, dass Sie vereinzelte Übungen gut in Ihren Alltag einbauen können. Ihr Gehirn dankt es Ihnen!

Wenn Sie Entspannungsübungen machen möchten, bauen Sie die Übungen in Ihren Alltag ein und achten Sie bitte darauf, dass Sie für die Zeit der Entspannung auch wirklich ungestört sind. Vergessen Sie nicht, das Handy lautlos zu schalten. Bewährt hat sich auch, wenn man sich auf das Entspannen einstellt, sich quasi auf Entspannung programmiert, also ein Ritual daraus macht. Das Ritual kann sein, dass Sie immer das gleiche Handtuch/Matte verwenden und es immer auf die gleiche Stelle ausbreiten, oder Sie bestimmte Relax-Kleidung anziehen.

In meiner Zusatz-Ausbildung im Autogenen Training habe ich folgende »Programmierung« gelernt: legen Sie den Daumen zwischen beide Augenbrauen, schließen dann die Augen und konzentrieren Sie sich für circa eine Minute auf diese Stelle zwischen den Augenbrauen und leiten damit die Entspannung ein.

Progressive Muskelentspannung nach Jacobson

Die Progressive Muskelentspannung (PME; oder progressive Musekelrelaxation PMR) wurde 1930 vom amerikanischen Physiologen und Nervenarzt Edmund Jacobson entwickelt. Es handelt sich um ein Verfahren, bei dem durch Anspannung und Entspannung bestimmter Muskelpartien ein Zustand tiefer Entspannung des ganzen Körpers erreicht wird.

Die PMR sollte nicht in einer Migräneattacke angewandt werden, auch bei einer Migräne mit Aura ist sie nicht zu empfehlen!

Ziel der PMR ist eine Senkung der Muskelspannung unter das normale Niveau aufgrund einer verbesserten Körperwahrnehmung. Der Übende soll lernen, muskuläre Entspannung herbeizuführen, wann immer er es möchte.

Außerdem werden durch die Entspannung der Muskulatur auch körperliche Unruhe oder Erregung reduziert, Muskelverspannungen werden erspürt und gelockert und damit können Schmerzzustände reduziert werden.

Das verdeutlicht auch, dass man gegen seine Schmerzzustände aktiv etwas unternehmen kann. Hier findet sozusagen eine Doppelwirkung statt: während die Psyche auf den Körper wirkt, wirkt umgekehrt der Körper auf die Psyche und kann Veränderungen im Befinden hervorrufen.

Für die Übungen legt man sich bequem in Rückenlage hin, oder setzt sich auf einen Stuhl. Hierbei ist darauf zu achten, dass Beine oder Arme nicht überkreuzt werden, sondern locker da liegen.

Die Übungen erstrecken sich über verschiedene Muskelpartien.

Man geht von Kopf bis zu den Zehenspitzen einzelne Partien durch, spannt dazu immer für wenige Sekunden eine bestimmte Muskelpartie an und entspannt sie dann wieder.

Klinische Studien belegen die Wirksamkeit von PMR: es werden Verbesserungen der allgemeinen Befindlichkeit festgestellt und es gibt deutliche Symptomverbesserungen bei der Kopfschmerzintensität, der Attackenhäufigkeit und beim Medikamentenbedarf. Bei Angst- und Spannungszuständen ist die Wirksamkeit der PMR bestätigt. Die PMR ist differentiell wirksam und weil sie leicht zu erlernen ist, ist die PMR für die klinische Praxis das geeignete Entspannungsverfahren.

Außerdem stellen sich[44] bei Ungeübten beim Erlernen der PMR-Entspannungsmethode schnell Erfolge ein, die motivieren weiter zu machen.

---

44 Laut den Leitlinien für Diagnostik und Therapie in der Neurologie DGN 2018, Seite 50.

Die Übung

Legen Sie sich hin, oder setzen Sie sich bequem auf einen Stuhl
Schließen Sie sanft die Augen
Tief ein- und ausatmen

Wenden Sie nun in den Anspannungsphasen gerade so viel Kraft auf, wie notwendig, um einen Unterschied zwischen Anspannung und Loslassen wahrzunehmen.

Legen Sie Ihre Aufmerksamkeit in den rechten Unterarm
Ballen Sie die rechte Hand zur Faust – anspannen (7 Sekunden lang) – und locker lassen und entspannen (30- bis 40 Sekunden)
Nehmen Sie dabei den Unterschied zwischen Anspannung und Loslassen wahr

Legen Sie Ihre Aufmerksamkeit in den linken Unteram
Ballen Sie die linke Hand zur Faust – anspannen (7 Sekunden lang) – und locker lassen und entspannen (30 bis 40 Sekunden)
Nehmen Sie dabei den Unterschied zwischen Anspannung und Loslassen wahr

Legen Sie Ihre Aufmerksamkeit in beide Oberarme
Führen Sie beide Hände zu den Schultern und spannen jetzt Ihre Oberarme an – anspannen (7 Sekunden lang) – und locker lassen und entspannen (30- bis 40 Sekunden)
Nehmen Sie dabei den Unterschied zwischen Anspannung und Loslassen wahr
Atmen Sie weiterhin ruhig und regelmäßig

Wandern Sie nun mit Ihrer Aufmerksamkeit zum Gesicht
Spannen Sie Stirn und Augenpartie an, indem Sie die Augen zusammenkneifen und die Stirn runzeln anspannen (7 Sekunden lang) – und locker lassen und entspannen (30 bis 40 Sekunden)

Nehmen Sie dabei den Unterschied zwischen Anspannung und Loslassen wahr

Tief ein- und ausatmen

Spannen Sie nun Ihre Kiefermuskulatur an, indem Sie die Zähne fest aufeinander beißen und ziehen Sie Ihre Mundwinkel nach hinten.
anspannen (7 Sekunden lang) – und locker lassen und entspannen (30 bis 40 Sekunden)
Nehmen Sie dabei den Unterschied zwischen Anspannung und Loslassen wahr

Pressen Sie nun Ihre Lippen fest aufeinander
anspannen (7 Sekunden lang) – und locker lassen und entspannen (30 bis 40 Sekunden)
Lassen Sie die Lippen wieder ganz locker werden und den Mund leicht geöffnet
Nehmen Sie dabei den Unterschied zwischen Anspannung und Loslassen wahr

Legen Sie nun Ihre Aufmerksamkeit in die Schultern
Ziehen Sie die Schultern nach oben in Richtung Ohren und halten Sie die Spannung
anspannen (7 Sekunden lang) – und locker lassen und entspannen (30 bis 40 Sekunden)
Nehmen Sie dabei den Unterschied zwischen Anspannung und Loslassen wahr
Halten Sie die Schultern in einer Lage, in der Sie angenehm entspannen können.

Tief ein- und ausatmen

Legen Sie nun Ihre Aufmerksamkeit in den Bauch
Spannen Sie jetzt die Bauchmuskulatur an, indem Sie den Bauch einziehen
Denken Sie daran in den Bauch einzuatmen

anspannen (7 Sekunden lang) – und locker lassen und entspannen (30 bis 40 Sekunden)
Nehmen Sie dabei den Unterschied zwischen Anspannung und Loslassen wahr
Der Atem geht ruhig und regelmäßig und mit jedem Ausatmen lassen Sie mehr Spannung aus Ihrem Körper heraus
Legen Sie nun Ihre Aufmerksamkeit in den Rücken
Machen Sie ein leichtes Hohlkreuz
anspannen (7 Sekunden lang) – und locker lassen und entspannen (30 bis 40 Sekunden)
Nehmen Sie dabei den Unterschied zwischen Anspannung und Loslassen wahr

Legen Sie nun Ihre Aufmerksamkeit in das Gesäß
Spannen Sie die Gesäßmuskulatur an, indem Sie die Gesäßbacken zusammendrücken und halten Sie die Spannung
anspannen (7 Sekunden lang) – und locker lassen und entspannen (30 bis 40 Sekunden)
Nehmen Sie dabei den Unterschied zwischen Anspannung und Loslassen wahr

Tief ein- und ausatmen

Legen Sie nun Ihre Aufmerksamkeit in die Oberschenkel
Spannen Sie Ihre Oberschenkel jetzt an
anspannen (7 Sekunden lang) – und locker lassen und entspannen (30 bis 40 Sekunden)
Nehmen Sie dabei den Unterschied zwischen Anspannung und Loslassen wahr
Legen Sie nun Ihre Aufmerksamkeit in die Unterschenkel
Ziehen Sie die Fußspitzen nach oben. Spannen Sie jetzt Ihre Waden an.
anspannen (7 Sekunden lang) – und locker lassen und entspannen (30 bis 40 Sekunden)
Nehmen Sie dabei den Unterschied zwischen Anspannung und Loslassen wahr

Legen Sie nun Ihre Aufmerksamkeit in den ganzen Körper
Spannen Sie Ihren ganzen Körper (Arme, Beine, Bauch, Rücken) auf einmal ganz fest an – anspannen (7 Sekunden lang) – und locker lassen (30 bis 40 Sekunden)
Spüren Sie den Unterschied zwischen Anspannung und Entspannung
Tief ein- und ausatmen

Nun gehen Sie mit Ihrer Aufmerksamkeit noch einmal durch die verschiedenen Muskelgruppen, mit denen Sie geübt haben. Immer wenn Sie auf eine Muskelgruppe treffen, versuchen Sie festzustellen, ob Sie in diesen Muskeln noch Verspannung fühlen. Wenn Sie Spannung merken, versuchen Sie locker zu lassen.

Entspannen Sie Ihre Finger und Hände, Unter- und Oberarme (3 Sekunden lang)
Tief ein und ausatmen
Überprüfen Sie Ihre Stirn, Augenpartie, Kiefer- und Gesichtsmuskeln und lassen Sie locker (3 Sekunden lang)
Tief ein und ausatmen
Lockern Sie die Muskeln am Hals und im Nacken und in den Schultern (3 Sekunden lang)
Tief ein und ausatmen
Entspannen Sie die Bauchmuskeln und die Rückenmuskeln (3 Sekunden lang)
Tief ein und ausatmen
Lassen Sie die Muskeln im Gesäß und in der Hüfte ganz locker (3 Sekunden lang)
Tief ein und ausatmen
Entspannen Sie die Oberschenkel, Waden und Ihre Füße (3 Sekunden lang)
Tief ein und ausatmen
Lassen Sie alle Muskeln in Ihrem Körper locker werden
Tief ein und ausatmen
Bleiben Sie noch einen Moment so und genießen Sie die

Entspannung.
Zählen Sie nun langsam von 10 bis 1
Bei 1 angekommen öffnen Sie ganz sanft die Augen, recken und strecken sich.

Durch regelmäßiges Üben prägen Sie sich die Reihenfolge der einzelnen Muskelgruppen ein, aber auch ein gezieltes Üben mit nur einer Muskelgruppe kann im Alltag in verschiedenen Situationen, etwa beim Anstehen an der Supermarktkasse oder im Bus, durchgeführt werden und effektiv zu einer Entspannung führen. Probieren Sie es aus!

Nacken-Gymnastik
Machen Sie regelmäßig Nacken-Gymnastik, damit Verspannungen im Schulter- und Nacken-Bereich erst gar nicht entstehen und auch ggf. Kopfschmerzen weniger Chancen haben:
Setzen Sie sich ganz locker hin.
Drehen Sie den Kopf ganz langsam und vorsichtig von links nach rechts und wieder zurück. Wiederholen Sie das 5 Mal, ohne Hast und Rucken.
Heben Sie dann den Kopf nach oben und senken Sie dann das Kinn zur Brust.
Wiederholen Sie das 5 Mal, ohne Hast und Rucken.
Legen Sie dann den Kopf mit den Ohren auf Ihre Schultern, erst auf die linke Seite und dann auf die rechte Seite im Wechsel (ohne die Schultern dabei hochzuziehen), Wiederholen Sie das 5 Mal, ohne Hast und Rucken.
Diese Übung entspannt, aber kräftigt auch die Muskulatur.

Biofeedback

In den Leitlinien der Deutschen Migräne- und Kopfschmerzgesellschaft (DMKG) wird die Biofeedback-Therapie empfohlen. Sie ist ein leicht erlernbares und hochwirksames Mittel in der nichtmedikamentösen Therapie und in der Migräneprophylaxe. Man lernt, die eigenen Körperreaktionen willentlich zu beeinflussen. Reaktionen können ein erhöhter Puls, vermehrter Schweiß oder starke Muskelanspannungen sein, weil man an ein bevorstehendes Ereignis/Problem denkt. Das sind Stresssituationen, die wiederrum Migräne auslösen können und da kann die Biofeedback-Therapie von großem Nutzen sein.

Bei meinem Aufenthalt in einer Schmerzklinik konnte ich die Biofeedback-Therapie ausprobieren: Neugierig sitze ich im Wartebereich für die Biofeedback-Therapie, als ich aufgerufen werde. Ich habe überhaupt keine Ahnung, was mich erwartet. Ich darf mich auf einen total bequemen Sessel setzen. Nach einer umfassenden Erklärung sitze ich »verkabelt« und vermeintlich entspannt im Sessel und schaue auf einen Monitor vor mir. Eine unruhig hüpfende Linie mit hohen Spitzen tanzt vor mir auf dem Bildschirm. Ich soll versuchen, mich zu entspannen, und zwar so, dass die bildgebende Linie möglichst waagerecht verläuft, ohne Spitzen. »Nichts einfacher als das«, denke ich, »einfach mal tief durchatmen und dann krieg ich das schon hin.« Auch nach mehrmaligen tiefen Ein- und Ausatmen sieht die Linie immer noch aus wie eine Kraterlandschaft, mit tiefen Furchen und steilen Anhöhen. »Was ist denn bloß los«, denke ich, »ich bin doch total entspannt.« Jetzt müsste doch die Linie allmählich gerade werden … »Vielleicht liegen meine Unterarme zu verspannt auf meinen Oberschenkeln«, bekomme ich leise als Tipp ins Ohr geflüstert. Also positioniere ich meine Unterarme anders, ziehe sie etwas näher an meinen Oberkörper heran und drehe meine Handflächen leicht nach oben, so dass die Schultern nicht so angespannt sind. Und siehe da, die Linie wird etwas platter. Ich atme tief ein und aus, und richte meinen Fokus auf die Linie vor mir. Vor dem gekippten Zimmerfenster fährt gerade ein Bus vorbei – schon wieder gibt es einen riesigen Ausschlag nach oben. »Ganz ruhig«, sage ich mir, Konzentration auf meine Entspannung und die Linie. Es klappt schon viel besser: die Linie wird flacher. Ich versuche Verspannungen aufzuspüren und locker zu werden. Es fühlt sich gut an – diese Entspannung. Man hat mir gesagt, dass sobald die Linie waagerecht am Monitor ersichtlich ist, soll ich mir genau diesen Zustand der Entspannung einprägen. Ziel ist es, dass man diesen Zustand der kompletten Entspannung immer wieder herbeiführen kann. Ich merke mir dieses angenehme Gefühl, die Position der Unterarme auf den Oberschenkeln, die Hand-, Schulter- und Kopfhaltung. Es fühlt sich gut an. Es folgen noch einige Informationen und dann habe ich auch schon meine erste Sitzung in der Biofeedback-Therapie hinter mir. Ich habe wirklich gesehen, wie angespannte Muskeln zu Verspannungen führen können, und erlebt, wie ich steuern kann zu entspannen. Es ist ein tolles Gefühl, aktiv seinen Zustand beeinflussen zu können, dem Stress entgegenzuwirken und ihm nicht komplett ausgeliefert zu sein.

Speziell bei Migräneerkrankten wird ein Hauttemperatur-, ein Atem- und ein Muskel-Biofeedback durchgeführt. Auch kann der Blutfluss der Schläfenarterie gemessen werden (Vasokonstriktionstraining). All diese Werte werden über Sensoren, die am Körper angebracht werden, auf einem Monitor bildlich oder akustisch dargestellt. So erhält man direkt eine Rückmeldung über seinen Zustand und kann lernen diesen zu verändern.

Laut Leitlinien der Deutschen Gesellschaft für Neurologie kann die Migränehäufigkeit durch eine Biofeedback-Therapie um 35 bis 45 Prozent verringert werden. Allerdings sind mindestens fünf Sitzungen empfohlen. Kombiniert man die Biofeedback-Therapie mit einer Entspannungsmethode wie dem Autogenen Training, ist es besonders effektiv.[45]

Fragen Sie Ihre Krankenkasse, ob die Kosten übernommen werden. Wie auch bei den Entspannungsverfahren ist regelmäßiges Üben wichtig für den Erfolg. Bleiben Sie motiviert!

---

45 www.neurologen-im-netz.org; Abgerufen am 21.05.2019.

Autogenes Training

Das Autogene Training ist eine Technik der konzentrativen Selbstentspannung: die Entspannung wird auf autosuggestivem Wege herbeigeführt. »Auto« steht für Selbst; »Gen« (lat. Genos) bedeutet »entstehen« oder »es entstehen lassen« und das »Training« beinhaltet das Üben.

Das Autogene Training wurde vom Berliner Psychiater Johannes Heinrich Schultz aus der Hypnose entwickelt und erstmals 1927 vorgestellt. Heute ist das Autogene Training eine weit verbreitete und anerkannte Methode, um Stress und psychosomatische Störungen zu behandeln. Zwar ist, wie bei vielen Entspannungstechniken, das regelmäßige Üben wichtig, aber setzen Sie sich bitte nicht unter Druck, es geht nicht darum, sofort das Ziel, nämlich die absolute Entspannung zu erreichen. Es ist zunächst einmal wichtig, gar nichts erreichen zu wollen. Lassen Sie einfach geschehen.

Ziele des Autogenen Trainings:

- Abbau der Nervosität
- Schmerzwahrnehmung verringern (Schmerz wird anders erfahren aber nicht unterdrückt)
- Ruhigstellung/Gelassenheit erfahren
- Selbstregulierung der sonst unwillkürlichen Körperfunktionen (Blutkreislauf)
- Zunahme der Konzentrationsfähigkeit
- Steigerung der körperlichen Abwehrkräfte
- Schlafstörungen verringern
- Selbstbestimmung
- Selbstkritik

Autogenes Training wie auch die Progressive Muskelentspannung sollte nicht in der Migränephase praktiziert werden.

Beide Entspannungsverfahren sind dafür gedacht, in der migränefreien Zeit zu entspannen – also zu erlernen, dass das berühmte »Fass« nicht zum Überlaufen kommt. Ich selber habe den Seminarleiterschein im Autogenen Training und gebe diese Entspannungsmethode immer auch in meinen Migränegruppen weiter. Wichtig ist dabei, sowieso bei allen Entspannungsverfahren, dass Sie Ihr Gehirn mal »abschalten«. Hier geht es nur um den Weg, nicht aber um das Ergebnis. Versuchen Sie einmal, sich nicht zu bewerten, zu analysieren oder zu kritisieren, spüren Sie einfach, was bei Ihnen geschieht. Vergessen Sie das Atmen nicht: die Konzentration auf die Atmung hilft bei der Entspannung. Und versuchen Sie einfach los zu lassen.

Das Autogene Training besteht aus sechs Übungen in der Grundstufe und wird klassisch im Sitzen eingeübt. Die einzelnen Übungen sind so aneinander gereiht, dass sie mit der einfachsten beginnen. Zuerst beginnt man mit den Muskeln, denn gerade die Muskelentspannung zeigt sich besonders schnell und deutlich. Das Autogene Training ist bewusst in einzelne Übungen aufgeteilt, denn von vornherein mit dem gesamten Organismus zu üben, wäre falsch, da sich die Konzentration auf ein zu weites Feld richten müsste.

Das Autogene Training erfordert völliges Stillschweigen, denn durch ein Mitsprechen würden Stimm- und Mundmuskel mit angespannt werden. Man sagt sich die Übungen im Kopf auf.

Das Autogene Training wird klassisch im Sitzen geübt. Die »Droschkenkutscher-Haltung« nach Prof. Schultz ist heute nicht mehr üblich. Dazu setzte man sich auf einen Stuhl, stütze seine Unterarme recht weit vorne auf den Oberschenkeln ab, legte das Kinn Richtung Brustbein und krümmte dazu leicht den Rücken – Ebenso, wie wenn man auf einer Kutsche sitzen und die Zügel in der Hand halten würde.

Wir praktizieren die Übungen am besten im Sitzen oder im Liegen, das ist bequemer.

Im Sitzen: Dazu setzt man sich auf einen Stuhl, stellt die Beine (ungekreuzt) hüftbreit ab, lehnt sich an die Rückenlehne und legt die Unterarme auf den Oberschenkeln ab, am besten zeigen die Handinnenflächen dazu nach oben. Der Kopf ist leicht Richtung Brustbein gesenkt, so dass es im Nacken angenehm ist.

Im Liegen: Sie können sich auch gerne hinlegen, besonders die Ruhe- und Schwereübungen des Autogenen Trainings eignen sich hervorragend als Einschlafhilfe und können vor dem Einschlafen im Bett durchgeführt werden. Dazu legen Sie sich hin, Beine und Arme sind etwas vom Körper weg gespreizt, die Handflächen schauen nach oben, die Füße fallen locker nach außen.

Ich führe hier die Übungen auf, wie ich sie in meinen Kursen zum Autogenen Training meinen Kursteilnehmern vorlese – bewusst mit den Wiederholungen, damit sich die Übungen gut verankern und Sie sich diese einprägen können. Lesen Sie sich ebenfalls die Übungen mit den Wiederholungen vor und Sie werden merken, nach ein paar Mal beherrschen Sie die sechs Übungen der Grundstufe und brauchen die detaillierte Anleitung gar nicht mehr. Die Ruheübung wird immer zwischen allen anderen Übungen noch einmal eingeschoben. Wenn Sie die Übungen nicht zum Einschlafen machen, sondern in Ihren Alltag integrieren möchten, ist es besonders wichtig, am Ende ein Zurücknehmen durchzuführen. Prof. Schultz hatte hierfür eine Kurzformel entwickelt, die, wenn man viel Autogenes Training geübt hat, durchaus auch funktionieren kann. Die Kurzformel lautet: Arme fest, Atem tief, Augen auf. Grundsätzlich ist es so, je mehr Sie üben, desto schneller kommen Sie auch mit kurzen Sätzen oder später auch nur Worten in die jeweilige Übung – Profis beherrschen das Autogene Training so, dass nur ein Wort wie »Schwere« benötigt wird, um den Zustand herbeizuführen.

Die Übungen

Die Ruheübung
Ich bin ganz ruhig
Ich bin ganz ruhig
Ich bin ganz ruhig
Die Ruhe wird immer tiefer
Die Ruhe wird immer tiefer
Die Ruhe wird immer tiefer

Die Schwereübung
Der rechte Arm ist schwer
Der rechte Arm ist schwer
Der rechte Arm ist schwer
Der linke Arm ist schwer
Der linke Arm ist schwer
Der linke Arm ist schwer
Beide Arme sind ganz schwer
Beide Arme sind ganz schwer
Beide Arme sind ganz schwer
Das rechte Bein ist schwer
Das rechte Bein ist schwer
Das rechte Bein ist schwer
Das linke Bein ist schwer
Das linke Bein ist schwer
Das linke Bein ist schwer
Beide Beine sind ganz schwer
Beide Beine sind ganz schwer
Beide Beine sind ganz schwer
Alle Glieder sind ganz schwer
Alle Glieder sind ganz schwer
Alle Glieder sind ganz schwer

Die Ruheübung
Ich bin ganz ruhig
Ich bin ganz ruhig
Ich bin ganz ruhig
Die Ruhe wird immer tiefer

Die Ruhe wird immer tiefer
Die Ruhe wird immer tiefer
Die Wärmeübung
Die Sonne wärmt mich
Sie wärmt den rechten Arm
Der rechte Arm ist angenehm warm
Der rechte Arm ist angenehm warm
Der rechte Arm ist angenehm warm
Der linke Arm ist angenehm warm
Der linke Arm ist angenehm warm
Der linke Arm ist angenehm warm
Beide Arme sind angenehm warm
Beide Arme sind angenehm warm
Beide Arme sind angenehm warm
Das rechte Bein ist ganz warm
Das rechte Bein ist ganz warm
Das rechte Bein ist ganz warm
Das linke Bein ist ganz warm
Das linke Bein ist ganz warm
Das linke Bein ist ganz warm
Beide Beine sind ganz warm
Beide Beine sind ganz warm
Beide Beine sind ganz warm
Der ganze Körper ist ganz entspannt, ganz schwer und angenehm warm
Der ganze Körper ist ganz entspannt, ganz schwer und angenehm warm
Der ganze Körper ist ganz entspannt, ganz schwer und angenehm warm

Die Ruheübung
Ich bin ganz ruhig
Ich bin ganz ruhig
Ich bin ganz ruhig
Die Ruhe wird immer tiefer
Die Ruhe wird immer tiefer
Die Ruhe wird immer tiefer

Die Atemübung
Die Atmung ist ganz ruhig
Die Atmung ist ganz ruhig
Die Atmung ist ganz ruhig
Jeder Atemzug vertieft die Ruhe
Jeder Atemzug vertieft die Ruhe
Jeder Atemzug vertieft die Ruhe

Die Ruheübung
Ich bin ganz ruhig
Ich bin ganz ruhig
Ich bin ganz ruhig
Die Ruhe wird immer tiefer
Die Ruhe wird immer tiefer
Die Ruhe wird immer tiefer

Die Bauchübung
Der Bauch ist strömend warm
Der Bauch ist strömend warm
Der Bauch ist strömend warm

Die Ruheübung
Ich bin ganz ruhig
Ich bin ganz ruhig
Ich bin ganz ruhig
Die Ruhe wird immer tiefer
Die Ruhe wird immer tiefer
Die Ruhe wird immer tiefer

Die Herzübung
Das Herz schlägt ruhig und regelmäßig
Das Herz schlägt ruhig und regelmäßig
Das Herz schlägt ruhig und regelmäßig

Die Ruheübung
Ich bin ganz ruhig
Ich bin ganz ruhig

Ich bin ganz ruhig
Die Ruhe wird immer tiefer
Die Ruhe wird immer tiefer
Die Ruhe wird immer tiefer
Die Kopfübung
Die Stirn ist angenehm kühl
Die Stirn ist angenehm kühl
Die Stirn ist angenehm kühl

Die Ruheübung
Ich bin ganz ruhig
Ich bin ganz ruhig
Ich bin ganz ruhig
Die Ruhe wird immer tiefer
Die Ruhe wird immer tiefer
Die Ruhe wird immer tiefer

Zurücknehmen:
Zählen Sie nun von sechs bis eins und sagen sich
Sechs – die Beine sind ganz leicht
Fünf – die Arme sind ganz leicht
Vier – der Atem fließt ganz normal
Drei – das Herz schlägt ganz normal
Zwei – die Stirn hat die normale Temperatur
Eins – Arme recken und strecken, tief Luft holen, Augen öffnen

Kurzformel:
Arme fest, Atem tief, Augen auf

Genervt? Wütend? Gestresst?
Diese kleine Übung habe ich in einer K…
Sie ist überall durchführbar und hilft inn…
Zeit Spannungen abzubauen – schließlich soll …
nicht zum Überlaufen kommen«:
Atmen Sie 7 Mal langsam durch die Nase ein und aus.
Atmen Sie 7 Mal langsam durch die Nase ein und durch den Mund aus.
Atmen Sie 7 Mal durch den Mund ein und aus.
Danach atmen Sie einfach normal weiter. Spüren Sie den Unterschied zu vorher?

Das Waldbaden – Shirin-Yoku, japanisch für Wald(Luft)bad

Ja, Sie haben richtig gelesen: Waldbaden.

Wenn ich vom Waldbaden in meinem ländlich gelegenen Wohnort mit vielen Bauernhöfen und -familien erzähle, ernte ich oft Kopfschütteln. Ganz normal hingegen erscheint einem das Waldbaden, wenn man weiß, woher es stammt: aus Japan. Schon 1980 beschäftigten sich japanische Forscher mit dem Thema und konnten den psychologischen Effekt in mehreren Studien nachweisen. Das Waldbaden ist eine staatlich geförderte Maßnahme zur präventiven Förderung der Gesundheit. In den Mega-Cities, in denen sich Konstruktionen der Infrastruktur und Bauten aus Beton, Stahl und Glas unaufhaltsam breit und hoch machen, ist man geradezu erpicht auf das Waldbaden in der unberührten Natur. Das Auftanken in der Natur verlangt Übung, aber die Natur inspiriert, gibt Energie, weckt die Fantasie und die Kreativität. Durch die Natur gelangen wir wieder in Balance.

Machen Sie deswegen regelmäßig einen Waldspaziergang – vielleicht auch gerade nach einer überstandenen Migräneattacke – jeder Wald kann seine ganz spezielle Wirkung auf den Einzelnen haben, und je nach Baumbestand (Tannen, Birken, Eichen etc.) können wir uns geborgen, beıhigt, aufgetankt oder erfrischt fühlen. Die frische Waldluft vitalisiert und stärkt uns und der Kopf ist auf angenehme Weise beschäftigt. Wann gehen Sie mal »Waldbaden«?

Feldenkrais

Ich habe selber die körperorientierte Lernmethode Feldenkrais in einer Rehaklinik als Migräneprophylaxe ausprobieren dürfen. Sie ist nach dem Begründer Moshé Feldenkrais, einem ukrainischen Physiker und Judolehrer, benannt.

Feldenkrais kann sowohl vorbeugend als auch als Therapie bei chronischen Schmerzen eingesetzt werden. Durch die vielen Schmerzen kann das Selbstbild negativ behaftet sein, auch ist dann die geistige und körperliche Bewegungsfreiheit blockiert. Durch Veränderung der Körperwahrnehmung gerät alles wieder ins Gleichgewicht und auch Schmerzen können gelindert werden. Durch das Erlernen von neuen Körperhaltungen und Bewegungen werden im Gehirn neue neuronale Verknüpfungen gebildet. Mit Feldenkrais erreicht man eine Bewusstheit des eigenen Körpers, seiner Bewegungsabläufe, seiner Gedanken und seiner Umgebung. Durch die körperliche Gesundheit erfolgt eine geistige Gesundheit und man erhält eine gestärkte Motivation, neuen Antrieb. Ganz nach dem Lateinischen Sprichwort: »Mens sana in corpore sano« – Ein gesunder Geist in einem gesunden Körper.

Feldenkrais wird als Einzelunterricht angeboten (Funktionale Integration): bei der Art des Erlernens bleiben Sie passiv und ein Feldenkrais-Lehrer beschäftigt sich mit Ihren Bewegungsabläufen und den Änderungsmöglichkeiten. In der Gruppe wird »Bewusstheit durch Bewegung« angeleitet.

Beim Feldenkrais-Training wird alles, was dem Körper gut tut und zu mehr Wohlbefinden führt, besonders unterstützt. Das In-sich-Hinein-Spüren bildet einen Schwerpunkt im Feldenkrais-Training, man wird dadurch entspannter, beweglicher, körperlich und geistig fitter.

Das In-sich-Hinein-Spüren ist mir ganz besonders schwer gefallen. Immer habe ich bei den Übungen schon einen Schritt voraus gedacht, und auf das gewartet, was wohl jetzt gleich folgt. Auch habe ich mich immer gefragt, ob ich alles richtig mache. Es fiel mir schwerer als bei den anderen Entspannungsverfahren, den Anleitungen zu folgen und mitzumachen. Aber ich habe auch gespürt, dass wirklich nur kleine Reize ausreichen, um den Körper von gesünderen Bewegungsabläufen zu überzeugen.

Probieren Sie es einfach aus: vielleicht ist es für Sie genau das Richtige. Hier ein paar Übungen, die Sie mal zum Test durchführen können:

Wahrnehmungsübung I:
Falten Sie Ihre Hände zusammen.
Welcher Daumen liegt oben?
Verändern Sie nun Ihre Handhaltung und legen Sie bewusst den anderen Daumen nach oben.
Wie fühlt sich das an?
Ungewohnt? Falsch?
So entstehen Gewohnheiten. Die zweite Position ist nicht falsch: Sie sind es nur nicht anders gewohnt. Und so geht es mit vielen Abläufen bei uns.

Wahrnehmungsübung II:
Legen Sie sich auf den Boden.
Spüren Sie, wo Ihr Körper überall zum Boden Kontakt hat? Wie liegen Sie auf dem Boden? Was liegt nicht auf dem Boden?
Beginnen Sie am Kopf: wie viel liegt vom Kopf auf?
Wie fühlt sich das an?
Wie groß ist der Abstand zwischen Hals/Nacken und Boden?
Welche Wirbel liegen auf?
Gehen Sie weiter zu den Schultern: liegt die linke Schulter mit ihrem Schulterblatt genauso auf, wie die rechte Schulter?

Wie fühlt sich das an?
Gibt es Unterschiede?
Gehen Sie weiter zu den Füßen. Spüren Sie den Kontakt zum Boden?
Wie fühlt sich das an?
Stehen Sie nun langsam auf und spüren Sie nun nochmal Ihre Körperteile einzeln nach.
Bewegen Sie sich um Raum.
Spüren Sie nun Ihren Körper in Bewegung.
Wie halten Sie den Kopf?
Wie halten Sie Ihre Schultern?
Wie halten Sie Ihre Arme?
Gehen Sie nun ein paar Schritte rückwärts.
Wie fühlt sich das an?
Bleiben Sie stehen und spüren Sie Ihren Atmen.
Wie fließt er durch den Körper?
Beenden Sie mit einem tiefen Ein- und Ausatmen die Übung.[46]

Das war nur ein kleiner Vorgeschmack, was Sie beim Feldenkrais-Training erwartet. Möchten Sie es ausprobieren, dann prüfen Sie, ob es bei Ihnen vor Ort die Möglichkeit gibt, Feldenkrais zu erlernen. Auch im Internet finden Sie weiterführende Tipps und Angebote.

Migräne und Düfte für die Seele

In der migränefreien Zeit freue ich mich immer, wenn ich eine Duftlampe anmachen kann oder ein entspannendes Körperöl genießen darf. Diese Düfte inspirieren mich, stärken mich oder lassen mich »durchatmen«. In den Migräneattacken ertrage ich selten die mir sonst so gutduftenden Essenzen oder ich empfinde den Duft eher als stinkig-unan-

46 www.feldenkrais.de; abgerufen am 21.05.2019.
Therese Iknoian, Meditative Entspannung für Dummies, 1. Auflage 2010, WILEY-VCH Verlag GmbH & Co. KGaA, Weinheim, Seite 221–230.

genehm. Warum ist das so und was passiert beim Riechen in der Nase? Wenn wir Atemluft über die Nase einatmen, steigen Duftmoleküle in die Nase. In der Nasenhöhle befinden sich Rezeptorzellen, die diese Moleküle registrieren und an den Riechkolben weiterleiten. Von dort gelangen die Signale zu tieferen Hirnregionen – die primäre Riechrinde. Auch zu sekundären Riecharealen, zum orbitofrontalen Kortex und zu Teilen des limbischen Systems gelangen die Signale. Dort werden sie analysiert, erkannt und interpretiert. Das limbische System, welches für die Verarbeitung von Emotionen zuständig ist, hat eine Verbindung zur Nase und deswegen können Düfte in uns Gefühle hervorrufen.[47] In einer Vielzahl von Studien ist außerdem zu lesen, dass ätherische Öle durchaus Wirkungen bei Schmerzen zeigen.

Ich habe Ihnen ein paar lindernde Lieblingsduftmischungen zusammengestellt, die mir immer in der migränefreien Zeit gut tun und auch nach der Migräne Kraft geben. Ätherische Öle sind nicht für jeden Menschen geeignet. Menschen mit chronischen Krankheiten, Asthmatiker, Allergiker, Epileptiker sowie Schwangere und Stillende sollten zunächst Rücksprache mit ihrem Arzt halten – auch, damit es nicht zu Wechselwirkungen oder Wirkungsveränderungen von Medikamenten während der Anwendung mit ätherischen Ölen kommt.

Beachten Sie noch folgendes: kaufen Sie qualitativ hochwertige ätherische Öle, am besten in Bioqualität. Lassen Sie sich dazu ausführlich beraten, etwa in der Apotheke.

Wenn Sie einen Badezusatz mit ätherischen Ölen herstellen möchten, achten Sie darauf, die ätherischen Öle immer mit einem Emulgator zu mischen. Das kann Sahne, Milch, Honig oder auch grobes Meersalz sein. Rühren Sie Öl und Trägerstoff in einer Schüssel an und geben Sie die Mischung in das einlaufende Badewasser. Wenn Sie die Öle direkt ins Wasser geben, können sich Fettaugen auf dem Wasser bilden und so in konzentrierter Form Reizungen auf der Haut hervorrufen.

---

47 Gehirn & Geist, Spektrum der Wissenschaft, Heft 02/2018, Seite 43–48, Autor Frank Luerweg, Artikel Nasentier Mensch.

Auch können Sie ein wohlduftendes Raumspray für die migränefreie Zeit herstellen: dazu benötigen Sie als Basis zum Beispiel Wodka, fast geruchslosen Trinkalkohol (40 bis 60%ig), Korn oder 96%igen Alkohol und ein oder mehrere ätherische Öle. Dann wird der Alkohol in eine Sprühflasche aus Glas eingefüllt und die ätherischen Öle, je nach Rezept, dazugegeben. Vor jeder Anwendung gut durchschütteln und anschließend in den Raum sprühen.

Mein Nackenöl »WaldFrische«
Öle aus Nadelbäumen erzeugen den typischen Waldgeruch und wirken kräftigend, erfrischend aber auch beruhigend-ausgleichend.
10 ml Mandelöl, 2 Tropfen Fichtennadelöl, 1 Tropfen Wintergrün, 2 Tropfen Zirbelkiefer. Alles vermischen und bei Bedarf ein paar Tropfen in den Händen verreiben und sanft den Nacken massieren und streicheln.

Mein Kopfkissen-/Raumspray »SchlafTief«
Für jeden ist ein guter, fester Schlaf wichtig. Ätherische Öle wie Orange, Zitronenmelisse, Lavendel und Kamille können dabei besonders helfen. Vor dem Einschlafen angewandt oder in den kleinen Alltagspausen zwischendurch bewirken sie wahre Entspannungswunder.
25 ml Wodka, 5 Tropfen Kamille, 15 Tropfen Lavendel, 1 Tropfen Orange (ggf. auch weglassen). Alles in eine Sprühflasche aus Glas geben, gut vermischen. Circa 15 Minuten vor dem Schlafengehen mit Abstand auf das Kopfkissen/Tuch sprühen.

LavendelBad
Für ein Vollbad nehmen Sie 15 bis 20 Tropfen Lavendelöl ½ Becher Sahne alles in das einlaufende Badewasser geben. 15 Minuten liegen bleiben. Abtrocknen und sofort ins Bett legen. Schlafen Sie schön.

Mein Kopföl »SchönKühl«

Als Migräniker schätzen wir besonders die kühle Frische am Kopf – sowohl in der Migräne als auch in der migränefreien Zeit. Besonders geeignet sind das Pfefferminzöl, das Eukalyptusöl und das Myrtenöl. Das enthaltende Menthol wirkt kühlend, erfrischend und klärend.

10 ml Mandelöl, 5 Tropfen Pfefferminzöl/oder Eukalyptusöl/oder Myrtenöl. Alles vermischen und bei Bedarf ein paar Tropfen auf die Finger geben und sanft die Schläfen massieren.

Schicken Sie Ihre Gedanken spazieren …

Wenn der Tag stressig war, der Kopf irgendwie schwer ist, dann hilft mir diese Mischung in der Duftlampe, mich von dem anstrengenden Tag zu lösen und zu erholen: Geben Sie folgende Öle zusammen mit etwas Wasser in die Duftlampe: 1 Tropfen Muskatellersalbei, 2 Tropfen Weihrauch, 1 Tropfen Cistrose

Mein Favorit

Ich liebe den Duft der Zeder. Er ist holzig, herb, aber warm und beruhigend zugleich. Er erdet, beruhigt und stabilisiert. Gerne können Sie auch immer Ihre selbst kreierte Duftmischung mit einem Tropfen Zeder »bereichern«. Übrigens ist das ätherische Öl der Zeder sehr verträglich!

Mein Körperöl »Ich tu mir Gutes«

50 ml Mandelöl, 7 Tropfen Zeder, 4 Tropfen Blutorange. Alles vermischen und sanft auf Beine, Arme, Rücken, Bauch einreiben.

Fußreflexzonenmassage

Warum den Fuß massieren, wenn mir doch der Kopf weh tut?

Ich habe es, zunächst skeptisch, ausprobiert und wende es nun immer wieder mal an. Versuchen Sie es auch einmal: eine Fußreflexzonenmassage. Dem Kopf tut es gut!

Das Gute daran ist:

- → Sie können es selbst durchführen
- → die Fußreflexzonenmassage fördert Ihre Widerstandsfähigkeit
- → Ihre Füße finden das ganz toll
- → Ihr Kopf verspürt tatsächlich Entspannung
- → Sie benötigen keine weiteren Hilfsmittel

Bereits die alten Ägypter und auch chinesische Heiler behandelten über die Hautoberfläche innere Organe.[48]

Fußöl
50 ml Mandelöl
10 Tropfen Zeder
2 Tropfen Zimt
Alles vermischen und die Fußsohle damit einreiben

Der amerikanische Mediziner William Fitzgerald (1872–1942) entwickelte und etablierte aus Massagetechniken, die von nordamerikanischen Indianerstämmen angewandt wurden, die Reflexzonenkunde. Eine seiner Schülerinnen, Eurnice Ingham,, verbesserte und verfeinerte die Techniken und die Reflexzonenkunde wurde weltweit bekannt. Sir Henry Head (1861–1940), ein englischer Wissenschaftler, fand heraus, dass Nervensignale eines inneren Organs auch eine bestimmte Stelle auf der Haut erreichen, wobei es je-

48 Fußreflexzonenmassage, Carsten Klemann, Südwest, München 2002.

doch keine festen Verbindungen/Leitungen vo
nerven zu den Reflexzonen gibt. Wie nun di
und Entspannung eintritt und welche exak
men zwischen den Reflexzonen und den Organen ab
ist in der Reflexzonenkunde noch relativ unbekannt. Viele Erfahrungen jedoch zeigen, dass eine bestimmte schmerzhafte Zone eine Verbindung zu einem erkrankten Organ aufweist. Gezielte Massagen können in diesem Zusammenhang Linderung verschaffen.

In Deutschland ist die Therapeutin Hanne Marquardt bekannt für die Reflexzonenmassage und ihre Entwicklung.

Für Migräniker ist der Zehenbereich, hier vor allem der Großzeh, in der Reflexzonenkunde von Bedeutung (siehe Abbildung Fuß).

Für die Massage

Setzen Sie sich für eine Massage bequem auf einen Sessel oder ein Sofa und winkeln Ihr Bein an, legen Sie es auf Ihr anderes Bein, so dass der zu massierende Fuß mit der Fußsohle zur Seite zeigt. Welchen Fuß Sie massieren, bleibt Ihnen überlassen. Am besten verwenden Sie für die Massage Ihren Daumen und versuchen diesen wellenartig hin und her zu bewegen. Legen Sie dazu den Daumen flach auf die Reflexzone. Heben Sie nun den Daumen, ohne mit der Daumenspitze die Zone zu verlassen, das obere Daumenglied an und senken Sie es wieder, und zwar so, dass es sich nur minimal auf der behandelnden Stelle nach vorne bewegt.

Wenn Sie den Daumen auf die Spitze Ihres großen Zehs legen, berühren Sie in der Reflexzonenkunde Ihr Schädeldach.

Massieren Sie Ihren großen Zeh von oben bis zum Gelenk – dort liegt das Nackenzentrum. Massieren Sie in kleinen, wellenartigen Bewegungen und genießen Sie die Entspannung. Nehmen Sie sich Zeit für Ihre Füße UND Ihren Kopf. Wenn Sie beide Füße gut durchmassiert haben (Sie können natürlich auch anderer Stellen auf der Fußsohle oder andere Zehen massieren), genießen Sie noch einen Moment die Ruhe und schlüpfen Sie anschließend zum Beispiel in Ihre Lieblingssocken.

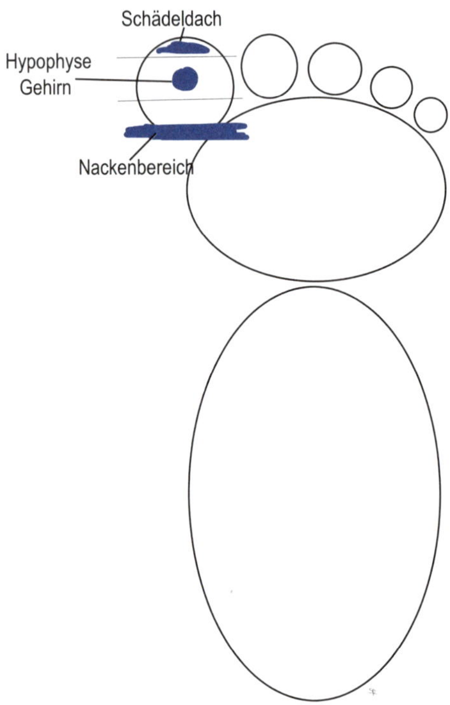

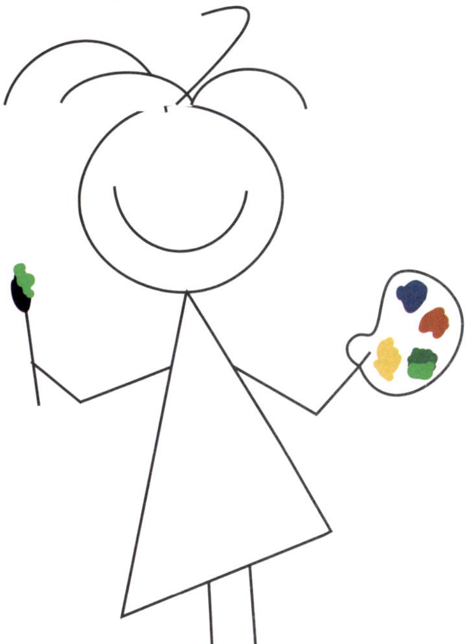

Migräne und Kreativität

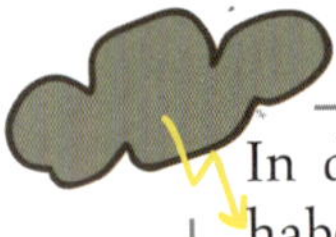

> In der Migränegruppe erzählte eine Teilnehmerin, sie habe während einer Zugreise eine extrem starke Migräneattacke bekommen, und das kurz bevor sie aussteigen musste. Aufgrund des ganzen Trubels im Zug unter anderem wegen Überfüllung und sperrigen Gepäckstücken, kam sie nicht rechtzeitig an ihr Migränemedikament und bekam zu den starken Schmerzen sehr starke Gleichgewichtsstörungen. Als sie den Zug beim nächsten Halt mit Mühe und Not verließ und taumelnd eine Bank suchte, hörte sie von hinten einen Reisenden sagen: »Schau mal die an, noch so früh am Tag und schon besoffen, die Alte.« Sie wollte noch etwas erwidern, aber ihre Sprachstörungen hatten nun ebenfalls eingesetzt. Dann, sicher auf der Bank sitzend, konnte sie in aller Ruhe ihr Migränemedikament einnehmen.

Wer sich kreativ betätigt, wird oft etwas belächelt. Wenn wir aber kreativ sind, wirkt es außerordentlich gut und erfüllend auf uns. Außerdem kann das Kreativsein helfen, Krisensituationen besser zu bewältigen. Das Schöne daran ist außerdem: jeder Mensch hat das Potential zur Kreativität, nur lassen wir unserer Kreativität selten genügend Raum. Wir sind durch Termine getaktet, von vielem um uns herum gesteuert. In Studien hat man herausgefunden, dass Kreativität sich auf unser emotionales Wohlbefinden auswirken kann. Menschen, die eine kreative Aktivität ausführen, waren an den Kreativ-Tagen glücklicher. Man weiß inzwischen, dass sich nach einer kreativen Betätigung die positiven Emotionen steigern. Das führt dazu, dass wir auch unser Wohlbefinden steigern. Und das wiederrum steigert die Kreativität – interessanterweise entsteht so eine Aufwärtsspirale des Wohlbefindens.[49]

Sind Sie kreativ? Malen oder töpfern Sie oder gehen Sie einem anderen kreativen Hobby nach?

49 Conner, T.S., Deyoung, C.G., Silvia, P.J.: Everday creative activity as a path to flourishing. The Journal of Positive Psychology, 11/2016, 1–9.

Vielleicht kennen Sie das Gefühl, wenn man zum Beispiel beim Malen komplett die Zeit vergisst? Wenn man sich völlig der Beschäftigung hingibt und alles um sich herum irgendwie in den Hintergrund gerät? Oder wenn Sie sich dabei in ein bestimmtes Gefühl vertiefen, etwa der kompletten Ausgeglichenheit oder Ruhe?

Soweit ich weiß, gibt es über dieses Phänomen der tiefen Beruhigung keine wissenschaftlichen Studien. Dieses Gefühl der Hingabe ist aber schon altbekannt, auch Dichter und Schriftsteller verspürten genau dieses Gefühl. In Autobiografien von Malern ist nachzulesen, wie beruhigend das Malen für sie war.

Auch ich verspüre eine besondere Ruhe beim kreativen Arbeiten, beim Filzen, Töpfern oder Malen. Es tut mir gut, wenn ich mich nur auf diese eine Sache konzentriere und alles um mich herum vergesse, wenn ich mich nur um die Farben und Formen kümmere.

Es gibt fünf Gründe, weswegen das Malen in besonderem Maße »psychoaktiv«[50] ist

1. »...Die Zeit vergeht schnell, ohne dass man es merkt, man vergisst Zeit und Ort ...«
2. »... Das Malen aktiviert das bildhafte Denken und spielt natürliche Bilder in die Gedächtnisdatenbanken ein ... Beim Malen lernen wir selbst etwas über die inneren Vorstellungen, ...«
3. »... der Maler kann im Bild etwas Wirklichkeit werden lassen, was er anstrebt, und damit bekommt es auch ein Stück Wirklichkeit ...«
4. »... Der Umgang mit Malfarben ist ein emotionales Ereignis ... Auch bestimmte Farbkombinationen haben ... ihre eigene, beeinflussende Wirkung.«
5. »Das Malen erzeugt einen ganz besonderen Geisteszustand, das sogenannte »Flow-Erlebnis«; An-

50 Schuster/Alem-Haffke, Selbsterfahrung durch Malen und Gestalten, Die therapeutische Kraft der Kunst nutzen, Seite 17–20; Hogrefe, 2013.

> forderungen und Fähigkeiten befinden sich in einem Gleichgewichtszustand, das heißt, die Fähigkeiten sind ebenso groß, um die gestellten Anforderungen (leicht) zu bewältigen.«

Ich selber kann diese oben genannten Gründe aus eigenen Erfahrungen bestätigen. Als ich in einer Aquarellmalgruppe war, litt ich genau in der Zeit auch unter extrem starken, oft wiederkehrenden Attacken und meine Aquarelle waren immer zusätzlich mit einem Element in Tuschezeichnung wortwörtlich »gespickt«. Diese Tuschezeichnung war so präsent, so schneidend, wie der Schmerz, den ich immer durchlebt hatte.

Das Malen kann wie ein Ventil wirken: indem man den erlebten Schmerz malt, ihn dann malend verändert und umwandelt, erschafft man sich ein neues, gutes und starkes Gefühl. Man kann sich dem erlebten Schmerz überlegen fühlen.

Migräne und Aquarellmalerei

Migräniker tendieren häufig dazu, perfektionistisch zu sein, bloß nichts dem Zufall zu überlassen und so gut es geht alles Mögliche und Unmögliche zu organisieren und vorzubereiten.

Beim Malen können wir versuchen komplett abzuschweifen, das Denken mal auszuschalten und die Kontrolle aufzugeben. Ganz besonders gelingt das beim Malen mit Aquarellfarben! Außerdem fasziniert die Leichtigkeit und die Frische der Farben. Sie verlaufen im Wasser, fließen mit, verbinden sich oder grenzen sich ab. Die Handhabung von Aquarellfarben ist tatsächlich einfach und leicht zu erlernen.

Sie benötigen:

- Aquarellmalpapier oder saugfähiges Papier (Mindeststärke von 200 g/qm, damit es sich nicht so wellt)

- Aquarellfarben/Wasser- oder Gouachefarben (auch gehen Aquarellstifte oder Aquarellkreiden)
- Zwei Wasserbecher
- Aquarellmalpinsel (für den Anfang eignet sich ein Mischhaarpinsel, er hat eine gute Saugfähigkeit und nutzt sich nicht so schnell ab)

Nehmen Sie einen Pinsel und befeuchten Sie das komplette Papier großzügig mit Wasser.

Nun wählen Sie eine Farbe aus, nehmen Sie sie mit dem Pinsel auf und setzen den Pinsel auf das nasse Papier. Sofort bahnt sich die Farbe ihren Weg. Spülen Sie den Pinsel im unbenutzten Wasserbecher aus und nehmen Sie eine andere Farbe auf.

Malen Sie Formen oder lassen Sie der Farbe einfach ihren Lauf. Da, wo das Papier noch nass ist, gibt es wunderschöne Farbübergänge und Vermischungen, an eher trockenen Stellen entstehen klare Ränder und Umrisse.

Auch können Sie statt eines Pinsels eine Pipette benutzen, oder bewegen Sie das Papier sobald die Farbe aufgebracht ist. Auch hinzugetropftes Wasser oder Öl schaffen tolle Effekte. Genießen Sie die Entspannung.

Wenn Sie Spaß am Malen haben und Sie in Ihrer migränefreien Zeit malen möchten, aber nicht wissen, welches Motiv Sie auswählen sollen: probieren Sie doch mal nur eine Farbe zu malen und dabei zu entspannen. Ich bevorzuge die Farbe Blau – blau wie der Himmel, blau wie das Meer, blau wir die Berge im Morgendunst, blau wie ein Bergsee oder blau wie das Eis im Polarkreis. Die Farbe Blau hat im Gegensatz etwa zu Rot eine beruhigende Wirkung und ist ausgleichend. Hier können Sie sowohl mit Aquarellfarben oder mit Acrylfarben arbeiten, als auch mit Wachsmalstiften oder Kreiden. Hauptsache Sie tun sich Gutes!

> Total sinnige Tipps:
> Neulich bei einer Sitzung: ich merke wie die Migräne anrauscht, stark, unausweichlich, heftig. Nach Sitzungsende im Foyer kommt eine Bekannte auf mich zu und sagt: »Kopfweh? Du siehst danach aus, siehst nicht gut aus. Mal wieder Migräne, gell? Also ich weiß da ein total gutes Mittel, denn eine Freundin, der ihre Bekannte, die hat ja so schlimm Migräne und die hat Ihre Migräne weggespült. Jaaa, die hat total viel reines Wasser getrunken, und weg war die Migräne!« Ich stottere ein »Ah ja, danke für die Info« heraus und bin einfach schon zu fertig, um der Bekannten zum wiederholten Male zu erklären, was Migräne eigentlich ist. Dann denke ich noch so »Wow, warum hat mir das nicht schon viel eher mal einer gesagt, WEGSPÜLEN – mit Wasser … Mensch ist ja total easy. Dann mal her mit dem Wasser.«

Migräne und Seidenmalerei

Ich habe es selbst gespürt: es tut dermaßen gut.

Als ich in einer Klinik war, hatte ich tatsächlich Seidenmalerei in meinem Therapieplan stehen. Als Migräniker stehen wir stets unter Spannung und können und wollen immer viele Sachen gleichzeitig und dann auch noch zu 100 Prozent erledigen. Umso mehr ist es eine Wohltat, sich mal nur auf eigentlich zwei Sachen zu konzentrieren, nämlich den Farbverlauf und eventuell die Grenzsetzung der Farbe. Taucht man den Pinsel in die Seidenmalfarbe und setzt ihn dann leicht auf den Seidenstoff, saugt die Seide die Farbe sofort auf. Rasch verteilt sie sich über den Seidenstoff. So können viele Farben jeweils mit dem Pinsel aufgenommen werden und es entstehen bunt-fließende Farbbereiche. Damit die Seidenmalfarben nicht ineinander verlaufen, kann man auf den Seidenstoff mit der Guttafarbe sozusagen Grenzen und Konturen ziehen. Innerhalb dieser Kontur verläuft die Seidenmalfarbe, aber nicht darüber hinaus. Es entstehen definierte Farbfelder. Seidenmalerei bedeutet sowohl strukturiertes als auch freies Arbeiten, und genau das hat meinem Migränegehirn gut getan. Ich hatte die Kontrolle über die Farben und den Farbverlauf durch die Begrenzung mit der Guttafarbe, konnte aber auch mal loslassen und den Farben und ihren Wegen freien Lauf lassen. In dieser Zeit sind viele Seidenschals entstanden, die ich nach wie vor mit großer Freude trage.

Migräne und Arbeiten mit Ton

Eine ähnliche entspannende Wirkung habe ich beim Arbeiten mit Ton erfahren. Bewusst habe ich nicht an der Töpferscheibe gearbeitet. Damit Ton gut weiterverarbeitet werden kann (egal ob zu Gefäßen oder Skulpturen), muss er zunächst durch Kneten und Schlagen bearbeitet werden. Das gilt sowohl für groben als auch für feinen Ton. Erst, wenn der Ton geschmeidig ist, kann er verarbeitet werden, ohne später beim Brennen zu reißen. Lassen Sie Ihrer Fantasie freien Lauf und schauen Sie mal, was Ihre Hände formen können – und wie gut es Ihrem Kopf tut, sich mal auf diese Weise zu entspannen.

Ganz schön angespannt heute!?
Heute ging irgendwie alles schief! Sie haben sich furchtbar geärgert?
Am liebsten würden Sie laut losbrüllen?
Nehmen Sie ein Haushaltsgummi und ziehen es mit den Fingern beider Hände so weit auseinander, wie Sie meinen, dass Sie angespannt sind.
Schließen Sie nun in der Anspannung die Augen: wo spüren Sie überall Verspannungen? Im Kiefer? Im Nacken? In den Schultern? Versuchen Sie alle Verspannungen aufzuspüren und genau dort locker zu werden. Lassen Sie ganz langsam das Haushaltsgummi locker werden, atmen Sie ganz tief ein und aus. Ziehen Sie mal die Schultern nach oben in Richtung Ohren und lassen Sie sie nach drei Sekunden locker nach unten fallen, tief ein- und ausatmen. Wiederholen Sie das drei Mal.
Spannen Sie nun noch einmal das Gummi an. Ist es immer noch so angespannt? Oder schon etwas weniger? Entspannen Sie und geben Sie auf sich acht!

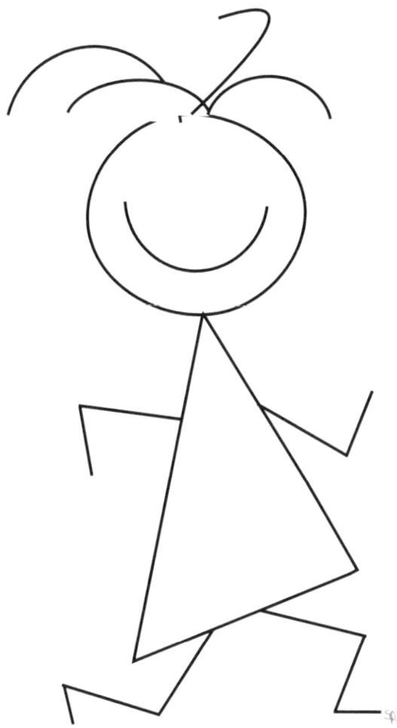

Migräne und Sport

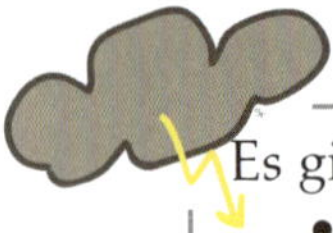

Es gibt da so »Giftsätze«:

- Ach das bisschen Kopfweh …
- Stell Dich nicht so an!
- Nimm doch eine Tablette und gut ist.
- Ach, mal wieder Migräne gehabt?
- Bist Du nun wieder gesund?
- Das kann doch nicht so schlimm sein!
- Iss mal gesünder!
- Jetzt reiß' Dich mal zusammen!

Welche haben Sie schon zu hören bekommen?

Ich selber treibe regelmäßig Ausdauersport und kann nur aus eigener Erfahrung bestätigen, dass die Bewegung in jeglicher Hinsicht gut tut, auch in Hinblick auf die Häufigkeit meiner Migräneattacken.

Zwei Studien von Medizinern und Psychologen aus Kiel zeigen auf, dass Migränepatienten, die dreimal die Woche leichten Sport treiben, ihre Kopfschmerzattacken um 20 bis 45 Prozent reduzieren konnten. Dabei genügt es schon locker zu joggen oder zu walken. Auch muss man nicht körperlich an seine Grenzen gehen. Drei mal 30 Minuten in der Woche reichen aus. Durch den Sport wird der Stresslevel gesenkt und die Stresshormone werden abgebaut, dadurch wird der Stresshormonpegel gesenkt und die individuelle Schmerzschwelle wird ebenfalls beeinflusst.[51] Ausdauersport wirkt daher ähnlich wie ein Entspannungstraining. Außerdem verbessert er die Durchblutung, die Sauerstoffversorgung und aktiviert die körpereigenen Schmerzabwehrstoffe[52] und man kann ihn dauerhaft in seinen Alltag integrieren.

Grundsätzlich darf jeder joggen. Allerdings sollte sich jeder Anfänger, Wiedereinsteiger, stark Übergewichtige

51 www.aerztezeitung.de/medizin/krankheiten/Schmerz/Kopfschmerzen; abgerufen am 25.06.2019.

52 www.aerzteblatt.de/nachrichten/51949/Leichter-Sport-dreimal-pro-Woche-bei-Migraene- 9.10.2012; abgerufen am 10.04.2019.

oder chronisch Erkrankte vor Beginn des Trainings gründlich von einem Arzt untersuchen lassen.

Joggen ist gut weil:

- es Abwechslung zu eintönigen Tätigkeiten bietet
- es die Muskulatur trainiert, Herz- und Kreislaufsystem fit hält
- wir dadurch unsere Körperwahrnehmung verbessern
- wir unsere Konzentration fördern können
- ich gemerkt habe, dass die Abstände der Migräneattacken größer werden, das bestätigen auch die Teilnehmer aus meiner Migränegruppe
- es hilft Stress abzubauen
- es Spaß macht

Mir ist wichtig, Ihnen das Joggen als Ausdauersportart nahe zulegen, da Joggen überall durchgeführt werden kann – ohne viele Vorbereitungen und Umstände. Sie benötigen lediglich Ihre Joggingschuhe und Funktionsbekleidung und schon kann es losgehen. Egal ob Sie im Urlaub sind, zu Hause, bei einem Seminaraufenthalt, bei jemandem zu Besuch, auf dem Land oder in der Stadt. 30 Minuten kann man sich immer dafür Zeit nehmen.

Die Wahl des richtigen Schuhs

Ein richtiger, passender Schuh ist wichtig, damit Ihre Füße eine direkte und effektive Minderung der Belastung erfahren (denn ist durchaus eine 2 bis 5fache Belastung des eigenen Körpergewichts möglich). Die Knochen, Muskeln und Bänder im Fuß werden es Ihnen danken. Außerdem soll Ihnen der erste Lauf Spaß machen und nicht gleich von schmerzenden Füßen begleitet werden – und Sie dann eventuell am Dranbleiben hindern.

Dazu suchen Sie am besten ein Fachgeschäft auf (Sportfachgeschäft, Orthopädietechniker, Sanitätshaus, …), in dem eine videogestützte Laufbandanalyse gemacht werden kann. Mit den daraus gewonnenen Ergebnissen, kann der passende Laufschuh für Sie herausgesucht werden. Sollten Sie das Joggen dann doch noch aufgeben, haben Sie wenigstens einen guten Schuh für den nächsten Städte-Trip.

Die richtige Kleidung zum Joggen

Mit atmungsaktiver Funktionsbekleidung und gut sitzenden Funktionssocken sind Sie bestens ausgerüstet. Die hervorragenden Eigenschaften dieser Materialien unterstützen die sportliche Betätigung bei jedem Wetter und zu jeder Jahreszeit. Denn: Es gibt kein schlechtes Wetter – nur schlechte Kleidung.

Die Atmung beim Joggen

Kaum fangen wir an, die ersten Schritte zu joggen, verspüren wir auch schon das unangenehme Gefühl, irgendwie nicht richtig zu atmen, nicht genügend Luft für die Anstrengung, die wir leisten, zu bekommen. Ich kann Sie beruhigen: erst durch regelmäßiges Training lernen wir das Atmen an die Anstrengung anzupassen. Allerdings sollten Sie in jedem Fall folgendes beachten: atmen Sie normal ein (nicht tiefer als sonst), aber versuchen Sie, betont tief auszuatmen. Das ideale Verhältnis von Ein- und Ausatmung beträgt 3:4.

Ach ja der Muskelkater

Wenn die Muskeln sich gleichzeitig dehnen und gegen einen Widerstand kontrahieren müssen, entstehen viele kleine Muskelverletzungen und wir spüren danach den Muskelkater. Vorbeugen kann man, in dem wir uns vor der Belastung aufwärmen und uns dazu passiv dehnen, aber auch aktive Spannungsübungen durchführen. Tritt er trotzdem auf, dann helfen leichte Massagen, Bewegung oder ein Saunabesuch. Wenn ich regelmäßig trainiere, hat der Muskelkater kaum eine Chance.

Nun ran ans Joggen!

Aus Erfahrung rate ich Anfängern und Wiedereinsteigern die Intervallmethode. Sie macht viel Spaß, weil sich die Be-

3. Woche

Aufwärmen 1 Minute schnelles Gehen 1 Minute Joggen 1 Minute schnelles Gehen 1 Minute Joggen 1 Minute schnelles Gehen 1 Minute Joggen 1 Minute schnelles Gehen 1 Minute Joggen 1 Minute schnelles Gehen 1 Minute Joggen 1 Minute schnelles Gehen 1 Minute Joggen 1 Minute schnelles Gehen 1 Minute Joggen 1 Minute schnelles Gehen Cool down/Dehnen	} 15 Minuten

4. Woche

Aufwärmen 1 Minute schnelles Gehen 2 Minuten Joggen 1 Minute schnelles Gehen 2 Minuten Joggen 1 Minute schnelles Gehen 2 Minuten Joggen 1 Minute schnelles Gehen 2 Minuten Joggen 1 Minute schnelles Gehen 2 Minuten Joggen Cool down/Dehnen	} 15 Minuten

Rezept Massageöl »Wieder fit«
50 ml Mandelöl
6 Tropfen Rosmarin
6 Tropfen Wacholder
3 Tropfen Lavendel

Alles in eine Braunglasflasche füllen, gut vermischen und nach dem Duschen hauptsächlich die Beine, die Arme und den unteren Rücken damit einreiben.

Rezept Vollbad »Entspannung nach dem Sport«
6 Tropfen Lavendel
3 Tropfen Wacholder oder Eukalyptus
mit ½ Becher Sahne vermischen
Alles in das einlaufende Badewasser geben und entspannen.

Ab der 5. Woche versuchen Sie eine Minute zu gehen und drei Minuten zu joggen, steigern langsam die Joggingzeiten und verkürzen die Gehminuten zwischendurch.

So habe ich mit dem Joggen angefangen und es bereitet mir immer noch große Freude!

Weiterführende Literatur und umfassende Trainingspläne finden Sie auch im Internet. Oder Sie schauen, ob es in Ihrer Nähe einen Lauftreff gibt. Ihre Krankenkasse oder auch Vereine vor Ort bieten Lauftreffs unter fachkundiger Anleitung und in verschiedenen Leistungsgruppen an. Gemeinsam macht es mehr Spaß – teilen Sie doch Ihre Freude am Laufen, Walken oder Nordic-Walking mit anderen.

Laufen Sie Ihrer Migräne doch mal davon.

Wohltuende Nackenmassage

Diese Nackenmassage können Sie überall durchführen. Dazu legen Sie beide Mittelfinger neben die Kuhle am Hinterkopf. Drücken Sie vorsichtig die Finger nach oben, gegen die Schädelbasisknochen und massieren Sie die Stelle ganz leicht und vorsichtig. Nach 10 Sekunden massieren Sie mit Ihren Fingern nach vorne in Richtung Ohren, verweilen Sie dort kurz und massieren Sie wieder zurück.

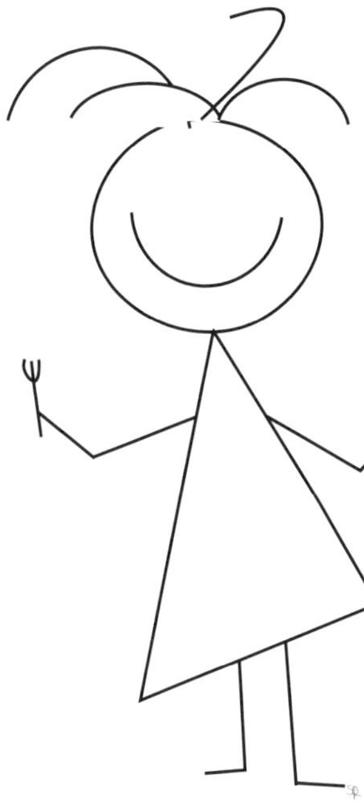

Migräne und Ernährung

Neulich habe ich aufgrund einer 72 Stunden andauernden Migräne (status migränosus mit Infusionsgabe im Krankenhaus) gefehlt. Wieder bei der Arbeit meinte eine Kollegin zu mir: »Ach, wieder da?! Was hattest du denn?« Als ich sagte, dass ich so schlimm Migräne hatte, erwidert sie: »Also die Annegret, die fehlt ja auch, die ist so schlimm erkältet, also die, die ist ja wirklich krank.« Noch Worte?

Leider muss ich gleich ein wenig einbremsen, denn so individuell, wie die Migräne sich bei jeden Einzelnen äußert, so individuell ist es auch mit der Ernährung: es gibt keine Ernährungskonzepte, die allen Migränikern zu weniger oder kürzeren Migräneattacken verhelfen. Es existieren kaum kontrollierte Studien zur Bedeutung verschiedener Lebensmittel als Migränetrigger. Allerdings kann eine Ernährungsumstellung mit Änderungen des Lebensstils nachweislich die Migräne lindern.

In der Schmerzklinik habe ich gelernt, dass wir Migränepatienten ein Defizit in der Konzentration der Mikronährstoffe Riboflavin (Vitamin B2), Magnesium und Coenzym Q10 haben. Deswegen ist eine ausgewogene Ernährung und eine Versorgung mit Mikronährstoffen von großer Bedeutung für das Migränegehirn. Vitamin B2 kann Migräneattacken reduzieren und kommt in Fisch, Fleisch, gelber Paprika und Erbsen vor. Die Zufuhr von Magnesium ist insofern wichtig, weil bei einem Mangel die Erregbarkeit von Nerven- und Köperzellen gestört ist, das kann ein Trigger für die Migräne sein. Reich an Magnesium sind Hirse, grünes Gemüse, Vollkornreis, Vollkornnudeln oder magnesiumhaltiges Mineralwasser.[53]

Vitamin C gilt als vorbeugend und sehr gute Vitamin-C-Lieferanten sind schwarze Johannisbeeren, Zitronensaft, Orangen und Sanddorn.

53 www.eatsmarter.de/ernaehrung/bei-krankheiten/ernaehrung-bei-migraene; abgerufen am 17.04.2019.

Wichtig ist, dass Sie um Ihre mögliche Auslöser wie zum Beispiel Konservierungsstoffe, Geschmacksverstärker und auch histaminreiche Lebensmittel wissen und diese vermeiden oder nur in geringen Mengen zu sich nehmen. Achten Sie auch darauf, wenige aber gute Kohlenhydrate, also die, die länger satt machen und langsam abgebaut werden, zu sich zu nehmen. Ungeeignet sind schnell verdauliche Kohlenhydrate, wie sie etwa in Weißbrot, Nudeln, Süßigkeiten, Keksen oder Kuchen vorkommen. Eine Reduzierung der Kohlenhydrate ist sowohl für die Häufigkeit der Migräneattacken als auch für den gesamten Stoffwechsel von Vorteil – also weniger Süßes und 25 Gramm Zucker am Tag nicht unbedingt überschreiten (es ist wirklich sehr schwer, aber machbar, achten Sie einmal auf den Angaben der Inhaltsstoffe, in welchen Lebensmitteln überall Zucker enthalten ist!).

Für die Obstration am Tag gilt: alles was in eine Hand passt, kann an einem Tag an Obst verzehrt werden, wobei manche Obstsorten (beispielsweise Bananen) und manche Gemüsesorten (vor allem Bohnen und Tomaten) Migräneauslöser sein können. Außerdem sollten Sie weniger Weißmehl zu sich nehmen und stattdessen viel mehr Vollkorn. Besonders wichtig sind auch die regelmäßigen Mahlzeiten als richtige Grundlage für den Migräniker.

Oft wird langgereifter Käse als Migräneauslöser erwähnt, das hat mit den darin enthaltenen biogenen Aminen zu tun. Diese sind zwar in fast allen Lebensmitteln enthalten, in hoher Dosierung kommen sie allerdings in mikrobiell hergestellten Lebensmitteln oder in Lebensmitteln, denen Enzympräparate zugesetzt wurden vor. Je reifer der Käse ist, desto mehr Tyramin und Histamin pro Gramm sind enthalten – und beides können Migräneauslöser sein.

Wein als Triggerfaktor zu benennen ist schwierig, denn seine Wirkung hängt auch mit der individuellen Verträglichkeit von Alkohol ab, wobei angeblich mehr Migräneattacken durch Rotwein als durch Weißwein ausgelöst werden. Eventuell spielt hier der unterschiedliche Gehalt an Flavonoiden in den Weinen eine Rolle – im Rotwein sind davon mehr enthalten. Flavonoide im Rotwein könnten durch verschiedene Mechanismen direkten Einfluss auf die Blutgefäße haben und somit eher Kopfschmerzen verursachen.[54]

Genießen Sie doch mal wieder!

Wann haben Sie das letzte Mal eine Praline so richtig genossen? Wohl eher lief das so ab: Praline ausgesucht, in den Mund geschoben, kurz darauf herum gekaut. »Mmhhh lecker« gedacht, weiter gekaut, heruntergeschluckt. Fertig.

Heute möchte ich Sie dazu bringen, eine Praline mal wieder so richtig zu genießen: bewusster Genuss tut uns gut, bereitet Freude und Achtsamkeit.

Am besten verwenden Sie für diese Übung eine eingepackte Praline. Suchen Sie sich einen ruhigen Platz und machen es sich gemütlich.

Auf Ihrer Handfläche halten Sie die verpackte Praline. Gehen Sie nun alle Punkte nacheinander durch und beantworten Sie sie stets für sich.

Wie fühlt sich das an, die Praline in der Hand? Welche Farbe hat die Verpackung? Hat man sich bei der Verpackung besonders Mühe gegeben? Hat die Verpackung Ecken und Kanten, oder einen Aufkleber? Liegt die Praline schwer in der Hand? Raschelt die Praline in der Hand? Riecht man die Praline durch die Verpackung? Schauen Sie die Praline ruhig nochmal genauer an. Nun falten Sie die Verpackung der Praline ganz langsam auf, ohne die Verpackung jedoch vollständig zu entfernen. Hat das geraschelt?

Duftet es bereits stärker nach der leckeren Praline? Welche Form hat die Praline? Hat die Verpackung die gleiche Farbe wie die Praline? Riechen Sie mal an der Praline.

54 Fachgesellschaft für Ernährungstherapie und Prävention; www.fet-ev.eu; abgerufen am 08.04.2019.

Welcher Duft steigt Ihnen in die Nase? Haben Sie Appetit darauf? Gibt es Elemente auf der Praline oder ist sie glatt?
Nun nehmen Sie die Praline mit zwei Fingern in den Mund und legen Sie sie auf die Zunge. Schließen Sie die Augen. Fangen Sie nun an zu kauen. Ganz bewusst und behalten alles zunächst in der Mundhöhle. Welcher Geschmack verbreitet sich? Gibt es andere Bestandteile wie Nüsse oder Mandeln? Schlucken Sie ganz langsam und bewusst. Wo schmecken Sie überall die Praline? Wie fühlt sich das im Mundraum an? Öffnen Sie nun ganz langsam die Augen und spüren noch nach.
Genießen erlaubt!!
Eine Teilnehmerin aus der Migränegruppe sagte nach der Genussübung, dass sie noch nie so lange für diese Praline gebraucht hätte und dass sie nun aber dadurch zum ersten Mal einen ganz essentiellen Bestandteil der Praline überhaupt bemerkt und geschmeckt hätte.

Liste der geeigneten und ungeeigneten Nahrungsmittel für Migräniker[55]

Brot
möglicherweise Migräneauslöser: alle Weißbrotsorten, Croissants
besser: Hefefreie Backwaren, Haferflocken, Müsli ohne Zucker, Sauerteigbrot

Beilagen
möglicherweise Migräneauslöser: Pommes frites, Hartweizennudeln, geschälter Reis, Bratkartoffeln
besser: Vollkornnudeln, Pellkartoffeln, Reis

55 Ernährung bei Migräne, www.ndr.de/ratgeber/gesundheit/Ernaehrung-bei-Migraene,migraene118.html; abgerufen am 27.03.2019.

Brotaufstriche, Snacks
möglicherweise Migräneauslöser: Zucker, künstlicher Süßstoff, Light-Produkte, Chips, Erdnusscreme, Nougat, Torten, Kekse, Kuchen, Waffeln, Marzipan

besser: Marmeladen mit weniger Zucker, Kaugummi, Fruchtgummi, Popcorn

Obst
möglicherweise Migräneauslöser: kandiertes Trockenobst, überreifes Obst, Konserven; nach individueller Verträglichkeit: Ananas, Bananen, Erdbeeren, Zitrusfrüchte, Papaya, Rhabarber

besser: frisches Obst: Äpfel, Aprikosen, Pfirsiche, Pflaumen, Kirschen, Kaki, Heidelbeeren, Johannisbeeren, Mango, Nektarinen

Gemüse
nach individueller Verträglichkeit: Auberginen, Avocado, Hülsenfrüchte, Spinat, Sauerkraut, Tomaten, Pilze, milchsauer eingelegtes Gemüse, Konserven, Kichererbsen

besser: Brokkoli, Chicorée, Gurke, grüner Salat, Karotten, Kohlrabi, Kürbis, Lauch, Mais, Mangold, Radieschen, Rettich, Rote Beete, Spargel, Zwiebeln, Zucchini, Paprika

Nüsse
nach individueller Verträglichkeit: Erdnüsse, Pistazien, Haselnüsse

besser: Chiasamen, Esskastanien, Kokosnuss, Kürbiskerne, Leinsamen, Macadamia, Pinienkerne, Sesamsamen, Sonnenblumenkerne, und bei mir helfen Mandeln und auch Walnüsse (wenn ich merke, dass sich ein dumpfes Gefühl im Kopf ausbreitet, esse ich eine Handvoll davon.)

Fette und Öle
möglicherweise Migräneauslöser: Distelöl

besser: Leinöl, Olivenöl, Rapsöl, Butter, Kokosfett zum Braten

Getränke

möglicherweise Migräneauslöser: Sauermilch, vergorene Säfte, Limonaden, Cola, Schwarztee, Alkohol

besser: Wasser, Kräutertee, frische Obstsäfte, Gemüsesäfte, Reis-, Hafer-, Kokosdrink als Milchersatz

Fisch und Meeresfrüchte

möglicherweise Migräneauslöser: Fischkonserven, Räucherfisch, Sardellen, Kaviar, marinierter Hering, Salzhering, Schalentiere, Garnelen, Hummer, Krabben

besser: Frisch gefangene oder tiefgefrorene Süß- und Salzwasserfische

Wurstwaren und Fleisch

möglicherweise Migräneauslöser: Gepökelte Fleischwaren (Speck, Putenbrustaufschnitt, Lachsschinken, Kassler), Leber, Rohwürste (Salami, Cervelatwurst, Mettwurst), roher Schinken, mariniertes, getrocknetes Fleisch

besser: frisches oder tiefgefrorenes Fleisch oder Geflügel

Feinkost, Gewürze, Fertiggerichte

möglicherweise Migräneauslöser: Algenerzeugnisse, Brühe auf Hefebasis, Glutamat, Tomatenmark, Fleisch-/Hefeextrakte, Weinessig, eingelegte/konservierte Lebensmittel, Fertiggerichte

besser: Apfelessig

Eier, Milch und Milchprodukte, Käse

möglicherweise Migräneauslöser: zu viel Eiweiß, tyraminhaltige Käsesorten (länger gereifte Käse wie Bergkäse), Chester, Cheddar, Edamer, Emmentaler, Gruyère, Parmesan, Roquefort, Tilsiter, Schmelzkäse, Gorgonzola, Milchreis, Fruchtjoghurt, Fruchtquark, Kakaozubereitungen, Fruchtbuttermilch (Fertigprodukt)

besser: Eier, Milch, Buttermilch, Speisequark, Naturjoghurt, Frischkäse, Mozzarella, junger Gouda, Butterkäse, Ricotta

Warum freut sich der Organismus über Zitronensaft?

In der Schmerzklinik gab es zum Mittagessen auf Wunsch auch Zitronensaft!

Was steckt dahinter? Die regelmäßige Medikamenteneinnahme belastet den Organismus. Die Zitrone ist ein natürliches Heilmittel, da sie den Organismus reinigt und entgiftet. Sie fördert zudem die Verdauung und hilft Fette abzubauen, außerdem stärkt sie das Immunsystem. Die Säure der Zitrone hilft dem Magen dabei, die Proteine besser zu verdauen und kurbelt die Produktion von Galle in der Leber an. Dazu reicht bereits der Saft einer halben Zitrone auf ein Glas Wasser. Die Zitrone ist relativ reich an Basen. Kalium- und Magnesiumzufuhr sind auch bei der Migräneerkrankung sehr wichtig, denn die Stoffe regen die Funktion von Gehirn und Nervenbahnen an. Außerdem enthält sie viel Vitamin C, welches eine bessere Aufnahmefähigkeit von Eisen bewirkt. Das ist unter anderem wichtig für die Abwehrkräfte.

Stellen Sie doch täglich Ihren Zitronendrink her; verwenden Sie dabei unbedingt Bio-Zitronen.

Sie können gleich morgens eine große Karaffe zur Hälfte mit Leitungswasser beziehungsweise stillem Wasser und zur Hälfte mit Heilwasser ansetzen, darin den Saft von zwei ausgepressten Zitronen und ein paar Zitronenscheiben geben – die Karaffe in den Kühlschrank stellen und dann über den Tag verteilt davon trinken. Das ganze können Sie zusätzlich mit frischen Basilikumblättern, frischer Minze, einer Prise Zimt oder Cayennepfeffer hervorragend verfeinern. Auch frisch gepresster Orangensaft passt dazu.

Tipp

Die ausgepressten Zitronen können Sie noch weiterverarbeiten: Wenn Sie die äußere Zitronenschale vom weißen Teil trennen und diese Schale in kleine Stückchen schneiden und trocknen lassen, entweder im Backofen, Dörrgerät, in der Sonne oder auf der Heizung, dann können Sie etwa im Winter die Zitronenstückchen mit heißem Wasser überbrühen und einen Winter-Zitronen-Tee daraus machen. Oder Sie geben die Stückchen zu anderen Teesorten hinzu. Am besten bewahren Sie die Zitronenstückchen nach dem Trocknen in einem Glas mit Schraubverschluss auf.

Nach der Migräneattacke ein Stimmungsaufheller gefällig?

Wussten Sie, dass es Nahrungsmittel gibt, die als Stimmungsaufheller dienen können? Manche Lebensmittel können die Produktion der Glückshormone Serotonin und Dopamin beeinflussen. Diese wichtigen Fettsäuren können wir im Körper nicht selber herstellen und müssen sie über die Nahrung zu uns nehmen. So halten zum Beispiel Walnüsse oder Brokkoli den Serotoninspiegel im Gleichgewicht. Das geschieht, indem der Körper die Aminosäure Tryptophan in das Hormon Serotonin umwandelt. Serotonin scheint darüber hinaus in der Lage zu sein, den Migränekopfschmerz zu dämpfen, da es einen hemmenden Einfluss auf den Raphe-Kern hat. Raphe-Kerne sind eine Gruppe von Kernen des zentralen Nervensystems. Sie erstrecken sich vom Mittelhirn bis in das verlängerte Mark und spielen eine wichtige Rolle, unter anderem im Prozess der Schmerzregulation.[56])

Steigt die Konzentration von Tryptophan im Gehirn, wird auch mehr Serotonin gebildet. Aber erst Kohlenhydrate sorgen dafür, dass ausreichend Tryptophan in unser Gehirn gelangt. Nehmen Sie deshalb unbedingt komplexe Kohlenhydrate zu sich, also die, die den Blutzuckerspiegel langsam ansteigen lassen und auch länger oben halten. So kann über einen längeren Zeitraum Insulin ausgeschüttet werden, damit auch vermehrt Tryptophan ins Gehirn gelangen und dort die Serotoninbildung anregen kann. Komplexe Kohlenhydrate sind beispiels-

56 www.pschyrembel.de/Raphekerne/; abgerufen am 01.08.2019.

weise Ballaststoffe, die in Vollkornprodukten, Kartoffeln, Reis, Obst, Gemüse und Hülsenfrüchten enthalten sind.

Übrigens sind Getreide und Getreideprodukte hervorragende Energiespender und enthalten zudem die wichtigen Nervenvitamine B1 und B6, Kalzium, Zink, Eisen und Magnesium. Das volle Korn wird vom Stoffwechsel langsamer aufgeschlossen, was zur Folge hat, dass der Insulinstrom im Blut länger anhält und der Serotoninspiegel im Gehirn länger aufrechterhalten wird. Hervorragende Energiespender für diesen Zweck sind Weizenkeime, Hafer in Flocken oder im ganzen Korn, Hirse (geschältes Korn), Buchweizen oder Nüsse (sofern verträglich!), dabei vor allem Cashewnüsse, Erdnüsse, Haselnüsse, Mandeln oder Walnüsse.

Quinoa – der Magnesiumlieferant

Zuletzt habe ich etwas Interessantes über Quinoa erfahren: es soll sehr viel Magnesium Kalium und Eiweiß enthalten – wie für uns Migräniker gemacht, dachte ich mir. Ich habe herausgefunden, dass das Korn ursprünglich aus Südamerika stammt und bereits seit 6000 Jahren in der Andenregion angebaut wird. Die Quinoa-Pflanze ist äußert robust und wächst in Höhenlagen von mehr als 4000 Metern über dem Meer. Sie begnügt sich mit kargen Böden und rauem Klima.

Quinoa schmeckt leicht nussig und kann in Müslis, zu Salaten oder zu Kartoffeln gemischt werden. Quinoa wird wie Reis gekocht und man bekommt ihn in verschiedenen Farben. Der weiße Quinoa benötigt eine Kochzeit von zehn bis fünfzehn Minuten und der schwarze und rote Quinoa brauchen etwa fünfzehn bis zwanzig Minuten.

Vor dem Schlafengehen noch ein Betthupferl?

Nach einer Migräneattacke sind die Magnesiumreserven erschöpft. Das kann zu Unruhe, erhöhter Reizbarkeit, schlechtem Schlaf und Konzentrationsschwierigkeiten führen. Mit 600 mg Magnesium täglich sollten die Reserven wieder aufgefüllt werden. Für einen guten und erholsamen Schlaf empfehlen Ärzte 800 mg Magnesium circa dreißig bis sechzig Minuten vor dem Schlafengehen einzunehmen. Fragen Sie dazu Ihren Arzt oder Apotheker nach einem geeigneten Mittel. Magnesium-Lieferanten sind dabei etwa Milch, Nüsse, Hülsenfrüchte, Quinoa, getrocknete Datteln, getrocknete Feigen, Bananen, grünes Gemüse, Sojabohnen, Leinsamen, Naturreis und Olivenöl.

Meine Rezepte

Diese leckeren und einfachen Rezepte zaubern aufgrund ihrer frischen, einfachen und ursprünglichen Zutaten den puren Genuss herbei – und tun auch noch dem Kopf gut! Deshalb wünsche ich viel Freude beim Nachkochen und Genießen von einigen meiner persönlichen Lieblingsrezepte.

Bitte kochen Sie die Rezepte nur dann nach, wenn sie für Sie keine migräne- oder allergieauslösenden Zutaten enthalten.

Avocado-Aufstrich
2 große Avocados
150 g Cocktailtomaten
2 Frühlingszwiebeln
ein paar Spritzer Tabasco
1 EL Olivenöl
Salz
Pfeffer

Die Avocado halbieren, entkernen, schälen und in kleine Würfel schneiden. Cocktailtomaten waschen, die Kappen abschneiden, Kerne mit Saft herausdrücken (kann gerne aufgehoben werden und in einer Tomatensauce mitverwendet werden), Tomaten in kleine Würfel schneiden.
Frühlingszwiebeln putzen und in kleine Ringe schneiden.
Alles vermischen, Olivenöl und etwas Tabasco dazugeben, mit Salz und Pfeffer abschmecken.
Passt hervorragend zu Brot, zu gebratenem Fleisch oder zu Pellkartoffeln.

Brokkoli-Suppe

1 großer Brokkoli (oder TK-Brokkoli)
1 EL Sonnenblumenöl
1 kleine Zwiebel
2 frische Knoblauchzehen
500 ml Gemüsebrühe
100 ml Sahne (fettreduziert)
Salz
Pfeffer

Brokkoli putzen und zerschneiden.
Zwiebeln schälen, Knoblauch ggf. schälen (bei frischem Knoblauch nicht nötig) und kleinhacken. Sonnenblumenöl im Topf erhitzen, Brokkolistücke, Zwiebel- und Knoblauchwürfel zusammen darin andünsten. Brühe und Sahne dazu geben und aufkochen lassen. Zugedeckt 15 Minuten köcheln lassen. Suppe danach fein pürieren, mit Salz und Pfeffer abschmecken.
Variante: statt Brokkoli können Sie auch Blumenkohl oder Zucchini verwenden.

Mediterrane Verführung

250g Nudeln (Fusilli oder Rigatoni), Salz
500g aromatische Cocktailtomaten
8 Schalotten
6 frische Knoblauchzehen
1–2 Rosmarinzweige
1–2 Thymianzweige
reichlich Olivenöl

Schalotten schälen, Knoblauch ggf. schälen (bei frischem Knoblauch nicht nötig). Schalotten vierteln, Knoblauchzehen halbieren. Schalotten und Knoblauch in eine feuerfeste Schale geben. Rosmarin- und Thymianzweig waschen, ggf. halbieren. Ebenfalls in die Schale geben. Cocktailtomaten waschen, und ganz in die Scha-

le geben. Alles mit einem ordentlichen Schuss Olivenöl übergießen. Es darf nichts aus dem Öl herausragen. Backofen auf 180 Grad Umluft stellen. Schale in den Backofen stellen. Nach circa 20 Minuten die restlichen Cocktailtomaten (diesmal bitte alle Tomaten halbieren) in die Schale geben. Jetzt auch das Nudelwasser aufsetzen, Nudeln nach Packungsanleitung kochen.
Die Tomaten, Schalotten, den Knoblauch und die Kräuter für insgesamt 40 Minuten im Backofen garen.
Wenn die Schalotten weich sind und die Tomaten ordentlich garen, kann alles zu den fertigen Nudeln in eine Schüssel gegeben werden. Vor dem Servieren die Rosmarin- und Thymianzweige entfernen.

La Buonissima

250g Nudeln (kurze Nudeln z.B. Tortiglioni, Penne etc., keine Spaghetti)
Salz
500g aromatische Cocktailtomaten
1 Becher kleine Mozzarella-Kugeln
4 EL Olivenöl
eine gute Handvoll frisches Basilikum

Cocktailtomaten waschen, halbieren und in eine Schale geben. Aus dem Becher der Mozzarella-Kugeln 4 EL Flüssigkeit auffangen und in die Schale zu den Tomaten geben. Ein paar Mozzarella-Kugeln halbieren, die anderen ganz lassen. Ebenfalls in die Schale geben. Basilikum waschen, in Stückchen zupfen (nicht schneiden, die ätherischen Öle leiden unter dem Schneiden), auch mit in die Schale geben. Das Olivenöl dazugeben.
Das Nudelwasser aufsetzen, Nudeln nach Packungsanleitung kochen. Nudeln abgießen und wieder in den heißen Topf geben. Die Mischung aus der Schale (Tomaten, Mozzarella, Mozzarella-Lake, Basilikum, Olivenöl) zu den gekochten Nudeln geben, kurz umrühren und sofort servieren.

Kartoffel-Quinoa-Tomaten-Salat
200g Kartoffeln
200g Quinoa
1 kleine Zwiebel
1 Knoblauchzehe (wer mag)
200g Cocktailtomaten
2 EL Olivenöl
100 ml Brühe
1–2 EL Balsamicoessig
1 TL Senf
Salz
Peffer

Quinoa nach Packungsanleitung kochen. Kartoffeln in der Schale kochen. Zwiebeln und Knoblauch schälen, ganz fein hacken und glasig dünsten. Mit Brühe und Essig ablöschen.
Kartoffeln schälen, in Scheiben schneiden und in eine Schale geben. Mit der Brühe, den Zwiebeln und dem Knoblauch verrühren. Cocktailtomaten waschen und halbieren und dazugeben. Senf und Quinoa dazugeben. Mit Salz und Pfeffer abschmecken.

Der kleine starke Helfer!
Espresso beziehungsweise das darin enthaltene Koffein wirkt stabilisierend auf Hirnbotenstoffe, die bei Migräne eine wichtige Rolle spielen. Koffein hemmt im Körper die Produktion von Prostaglandin. Dieses Hormon ist für die Entstehung von Schmerzen mitverantwortlich. Tatsächlich kann Koffein auf beginnende Kopfschmerzen lindernd wirken.[57]
Espresso gefällig?

57 https://kopfschmerzen.de/therapie/wirkstoffe/kopfschmerzen-coffein; abgerufen am 02.07.2019.

Bananen-Haferflocken-Mix

1 Banane
1 EL Haferflocken
1 TL Honig
ggf. Saft von ½ Zitrone oder Wasser
2 EL Joghurt oder Quark

Die Banane grob zerkleinern, alle Zutaten dazu geben und miteinander verrühren.

Käseteller-Abendbrot – Rezept für ein leichtes und schnelles Abendbrot

3 verschiedene Käsesorten nach Belieben à 30g
4 getrocknete Datteln
Weintrauben nach Belieben
eine handvoll gehackte Walnüsse
2 Knäckebrot oder eine Scheibe Vollkornbrot

Käse in mundgerechte Stücke schneiden, Weintrauben waschen, Datteln halbieren, alles auf einen Teller anrichten und die gehackten Walnüsse darüber streuen. Das Brot dazu essen.

Kräuter-Parmesan-Pfannkuchen

200 g Vollkornmehl oder Dinkelmehl
120 ml Mineralwasser mit Kohlensäure
2 kleine Zwiebeln (Schalotten)
etwas Öl
Salz und Pfeffer
nach Belieben Schnittlauch, Basilikum, Petersilie; Oregano, Thymian
1 EL geriebener Parmesan

Mehl und Salz mit dem Mineralwasser verrühren und 30 Minuten quellen lassen. Zwiebeln klein hacken, die

Kräuter ebenso feinhacken und alles mit dem Parmesan in den gequollenen Teig geben. In einer Pfanne das Öl heiß werden lassen, die Masse kellenweise hineingeben und die Pfannkuchen ausbacken.

Rucola-Sellerie-Salat

350g Knollensellerie
1 TL Zitrone und 2 EL Wasser
2 Bund Rucola
2 EL Obstessig
1 Prise Zucker
Meersalz
5 EL Olivenöl

Sellerie schälen, in feine Stifte schneiden oder hobeln. Zitronensaft mit 2 EL Wasser mischen und zum Sellerie geben. Rucola putzen und klein zupfen. Aus Essig, Zucker, Salz und Öl eine Salatsoße herstellen. Sellerie und Rucola in eine Schüssel geben, Salatsoße darüber verteilen.

Mut machen

In einer Migränegruppe kam einmal das Thema auf, dass wir oft nicht die sind, die wir wirklich sind: gebeutelt durch die vielen Schmerzattacken, die einen aus heiterem Himmel ereilen, und die einem jegliche Planung verwehren, versuchen wir in der migränefreien Zeit alles – wirklich alles – Verpasste nachzuholen, alles zu Erledigende mit Bravour zu erledigen und möglichst noch Situationen vorherzusehen, statt uns nach der Erschöpfung der Migräneattacke zu erholen und zurückzunehmen.

Wo bleibt das ICH bei all dem Handeln? Funktionieren wir nur und lassen uns von außen und von den Notwendigkeiten steuern?

In Windeseile gab es viel Gesprächsstoff! Mir kam auch gleich ein erst kürzlich bei einem Museumsbesuch zum Thema „Zeit und Mensch" gelesenes Zitat von Ödön von Horváth in den Sinn: »Ich bin nämlich eigentlich ganz anders, aber ich komme nur so selten dazu.«

Rasch kamen wir in der Runde auf einen gemeinsamen Nenner: bestimmt sind es die Erwartungen, die Bequemlichkeiten oder das Alltägliche, die uns von unseren echten Bedürfnissen und Gefühlen entfernen. Aber wie können wir es schaffen, wir selbst zu sein? Wie können wir einen guten Weg für die migränefreie Zeit finden?

Wenn wir »wir selbst sein« können, geht es uns viel besser, unser Selbstwertgefühl ist gestärkt, wir sind zufriedener und erfüllter. Auch kann dann das Fass nicht so schnell zum Überlaufen gebracht werden und die nächste Migräneattacke bleibt uns vielleicht erspart. Alles so leicht gesagt …

Ich habe die Erfahrung gemacht, wenn ich ab und zu innehalte und mich frage »Was macht mich aus? Was brauche ich, um mich mit mir SELBST wohlzufühlen?« – dann fühle ich mich auf einem guten, richtigen und vielleicht migränefreieren Weg.

In der Gruppe kam die wunderschöne Idee auf, wir könnten uns doch mehr auf unsere Werte konzentrieren, dadurch könnten wir vielleicht die schweren Zeiten besser ertragen und meistern. Und das könnte dazu beitragen, dass wir in der migränefreien Zeit mit uns »SELBSTgerecht« umgehen und nicht nur von Bedürfnissen, Erwartungen u.ä. fremdgesteuert werden.

Ich verfolge meine Vorstellung vom Leben: versuchen Sie es auch. Für weniger Stress und mehr Balance. Stärken Sie Ihren Körper, der Alltag wird Ihnen leichter fallen und es tritt ein toller Nebeneffekt ein: dadurch, dass Sie sich rundum wohlfühlen, werden auch Ihr SELBSTwert und Ihre SELBSTachtung mächtig davon profitieren. Die Migräne hat dadurch vielleicht eine Chance weniger: darauf kommt es doch an.

Worauf ich inzwischen achte oder was ich versuche anders zu machen:

- → Ich achte auf einen geregelten Schlaf-Wachrhythmus. Denn starke Abweichungen können ein Migräneauslöser sein!
- → Ich versuche meine persönlichen Migräneauslöser zu meiden. Versuchen Sie für sich herauszufinden, welche das sind, und versuchen Sie darauf möglichst zu verzichten.
- → Ich treibe regelmäßig Ausdauersport. Treiben Sie auch Sport! Joggen Sie oder gehen Sie spazieren, fahren Sie Fahrrad oder schwimmen Sie. Das entspannt und beugt Attacken vor.
- → Ich trinke über den Tag verteilt mehr als ausreichend, vor allem viel Tee oder Zitronenwasser.
- → Ich esse regelmäßig und ausgewogen.
- → Ich plane meinen Tagesablauf. Dabei versuche ich nur Dinge einzuplanen, die ich auch wirklich an dem jeweiligen Tag schaffen kann. So bleibt Raum für Unverhofftes.
- → Ich lerne allmählich auch mal »Nein« zu sagen.
- → Ich versuche manche Situationen entspannter anzugehen.

- → Morgen ist auch noch ein Tag; obwohl ich in die 24h Stunden des Tages sehr viel reinpacke, versuche ich keinen 48-Stunden-Tag daraus zu machen.
- → Ich mache regelmäßig Entspannungsübungen!
- → Lächeln Sie doch öfters einmal!
- → Ich genieße öfter mit allen Sinnen und ausgiebig: das tut unheimlich gut!
- → Genießen auch Sie bewusst!

Migräne ist nach wie vor nicht heilbar. Ein Heilmittel gegen Migräne gibt es leider noch nicht. Weder die zahlreichen Medikamente noch andere Methoden beseitigen die Erkrankung vollständig.

Migräne »und RAUS bist Du« stimmt nur bedingt, denn Sie haben die Möglichkeit, durch verschiedene, auf Sie und Ihre Bedürfnisse maßgeschneiderte Therapien, regelmäßige Entspannungsübungen, Ausdauersport und gezielte Ernährung Ihre Schmerztage zu minimieren und dadurch viel Lebensenergie zu gewinnen und Ihre Lebensqualität deutlich zu verbessern. Vielleicht haben Sie ja jetzt Mut und Hoffnung bekommen, das eine oder andere auszuprobieren, um aktiv Ihre Attackenhäufigkeit und -intensität positiv zu beeinflussen. Ein Versuch ist es in jedem Fall wert: je weniger Schmerzmittel Sie im Monat benötigen, desto besser geht es Ihnen und Ihrem Körper.

Eine Verbesserung geschieht nicht von heute auf morgen, haben Sie Geduld. Aber nichts zu unternehmen oder zu verändern und womöglich, so wie ich damals, die Medikamente geradezu in sich hineinzuwerfen, ist definitiv keine Lösung, sondern der erste Schritt in einer Abwärtsspirale.

Außerdem kann ich von Glück reden, einen verständnisvollen Arbeitgeber zu haben. Das haben sicherlich nicht viele. Dennoch: Reden Sie offen mit Ihrem Arbeitgeber und Ihren Kollegen über die Erkrankung, klären Sie sie über die Migräne auf. Damit habe ich in meiner Situation sehr gute Erfahrungen gemacht.

Reden Sie mit Ihrem Hausarzt. Er ist mitunter die erste Anlaufstelle für Ihre Gesundheit. Suchen Sie mit ihm zusammen einen Neurologen, der Sie in der Thematik Migräne bestens unterstützen kann. Wenn es keinen in unmittelbarer Nähe gibt, scheuen Sie keine weiten Wege – es lohnt sich, schließlich geht es um Ihre Gesundheit und um Sie.

Ich wünsche Ihnen von Herzen ganz viel migränefreie Zeit!

Ihre Sandra Rau

»Wenn man denkt, man besitzt keine Energie mehr,
hat man noch ziemlich viel.«
Reinhold Messner[58]

58 Focus Magazin, Nr. 37 (2019); Der Berg spricht, 75. Geburtstag von Reinhold Messner; www.focus.de; abgerufen am 19.09.2019.

Danksagung

Danke der Liebe meines Lebens: Danke an meinen Ehemann. Ich danke Dir für das viele »Mut machen«, das Träume erfüllen und die Liebe. Ohne Deine Unterstützung und Deinen Zuspruch wäre dieses Projekt nie entstanden.

Danke an meine Eltern, dass Ihr mir das Leben geschenkt habt, an mich glaubt und oft meine Wege ebnet; an meine liebe Schwester für Deine guten Tipps und Hinweise.

Danke an meine wertvollen Freunde, dass Ihr seit meiner Idee des Ratgebers mitgefiebert und mich stets total ermuntert habt. Außerdem wäre ohne Euch das Schreiben längst nicht so erheiternd verlaufen.

Danke an meine guten Bekannten und lieben Kollegen und Kolleginnen für die geniale Motivation.

Danke an meine Migränegruppenteilnehmer für die zahlreichen Anregungen, tollen Gesprächsrunden, sehr persönlichen Erfahrungsberichte und Feedbacks.

Danke an meinen Hausarzt für die gute Unterstützung.

Danke an den Verlag, meinen hervorragenden Lektor und das ganze Team, für die tolle und angenehme Zusammenarbeit und die unermüdliche Geduld bei der Fertigstellung meines Ratgebers.

Sandra Rau

Literaturverzeichnis

Bild der Wissenschaft, Heft Oktober 2018, Titelthema Kraftwerk Gehirn, Seite 12–25.

Breitenbach, Verena; Katic, Katarina: Endlich gut drauf! Knaur, München 2006.

Conner, T.S.; Deyoung, C.G.; Silvia, P.J.: Everyday creative activity as a path to flourishing. The Journal of Positive Psychology, 11/2016, 1–9.

Dargatz, Thorsten: Joggen – Das ideale Fitnesstraining, 2. durchgesehene Neuauflage, Copress Verlag, München 1998/2001.

Ensink, Franz B.M.; Soyka, Dieter (Hrsg.): Migräne: Aktuelle Aspekte eines altbekannten Leidens, Springer Verlag, Berlin 1994.

Feichtinger, Thomas; Niedan-Feichtinger, Susanna: Schüßler-Salze für Frauen, 3., überarbeitete Auflage, Karl F. Haug Verlag, Stuttgart 2008.

Frohn, Birgit; Joas, Anke: Ätherische Öle – Aromen und Düfte. Cormoran Verlag, München 1999.

Gehirn & Geist; Spektrum der Wissenschaft; Heft 03/2018, Seite 64–68.

Gendolla, Astrid: Essen, Man kann der Migräne nicht davonlaufen, Schmerzmedizin, Heft Februar, Jg. 34, Nr. 1.

Höfler, Heike: Die Nackenschule, Wilhelm Goldmann Verlag, München 2014.

Karst, Matthias: Das Schmerz-Buch – Neue Wege wagen. Schlütersche, Hannover 2014.

Klemann, Carsten, Fußreflexzonenmassage. Südwest Verlag, München 2002.

Leitlinien für Diagnostik und Therapie in der Neurologie DGN 2018, Seite 50.

Pschyrembel, Klinisches Wörterbuch. 267., aktualisierte Auflage. De Gruyter, Berlin 2017.

Samel, Gerti: Gesund und schön mit Lavendel. Ludwig, München 1998.

Schuster, Martin; Ameln-Haffke, Hildegard: Selbsterfahrung durch Malen und Gestalten – Die therapeutische Kraft der Kunst nutzen. Hogrefe, Göttingen 2013.

Thumm, Anusati; Kettenring, Maria: Die Heilkraft der ätherischen Baumöle. 2. Auflage, Joy Verlag, Oy-Mittelberg 2019.

Zimmermann, Eliane: Aromatherapie für Sie – Duftpflaster und Seelentröster: Aroma-Rezepte zum Entspannen und Anregen. Trias, Stuttgart 2017.

Zimmermann, Eliane: Aromapflege für Sie – Mit ätherischen Ölen Begleiten, Trösten und Stärken. Trias, Stuttgart 2018.

Internetquellen

urn:nbn:de:bvb:22-dtl-0000018117; abgerufen am 28.07.2015.

www.aerzteblatt.de/nachrichten/51949/Leichter-Sport-dreimal-pro-Woche-bei-Migraene-guenstig, 09.10.2012; abgerufen am 10.04.2019.

www.eatsmarter.de/ernaehrung/bei-krankheiten/ernaehrung-bei-migraene; abgerufen am 17.04.2019.

www.migraeneliga.de/migraene-historisch/; abgerufen am 22.05.2019.

www.ndr.de/ratgeber/gesundheit/Migraene-Antikoerper-gegen-Kopfschmerzen,migraene168.html.

www.novartis.com/news/media-releases/; abgerufen am 03.07.2019.

www.pharmazeutische-zeitung.de/ausgabe-042015/.

www.schmerzklinik.de

www.neurologen-und-psychiater-im-netz.org; abgerufen am 29.04.2019.

Focus Magazin, Nr. 37 (2019); Der Berg spricht, 75. Geburtstag von Reinhold Messner; www.focus.de; abgerufen am 19.09.2019

www.deutsche-apotheker-zeitung.de/daz-az/2009/daz-35-2009/migraenetherapie-triptane-im-vergleich; abgerufen am 09.12.2019.

https://kopfschmerzen.de/therapie/wirkstoffe/kopfschmerzen-coffein; abgerufen am 02.07.2019.

www.netdoktor.de/krankheiten/migraene; abgerufen am 21.05.2019.

www.migraene-wissen.de; abgerufen am 06.08.2019.

Fachgesellschaft für Ernährungstherapie und Prävention; www.fet-ev.eu; abgerufen am 08.04.2019.

www.cme-kurs.de/news/monoklonale-antikoerper-zur-praevention-von-migraeneattacken/; abgerufen am 02.07.2019.

www.lifeline.de/themenspecial/migraene; abgerufen am 22.06.2015.

www.wissenschaft.de/umwelt-natur/neuer-blick-ins-migraene-gehirn; abgerufen am 25.06.2019.

Wichtiger Hinweis:

Die Inhalte des vorliegenden Ratgebers wurden sorgfältig recherchiert und haben sich in der Praxis bewährt. Alle Leserinnen und Leser sind jedoch aufgefordert, selbst zu entscheiden ob und inwieweit sie Übungsanleitungen, Rezepte und Anregungen aus diesem Buch umsetzen wollen. Ggf. fragen Sie auch Ihren Arzt dazu! Autorin und Verlag übernehmen keine Haftung für die Resultate, Personen-, Sach- und Vermögensschäden.

für Peter P. von Walter F.
Januar 2011